Erdmut J. Schädel

Entwicklung erkennen, begleiten, fördern

Erdmut J. Schädel

Entwicklung erkennen, begleiten, fördern

Kleiner medizinisch-pädagogischer Ratgeber für das Kindes- und Jugendalter

Edition Natura im
Verlag am Goetheanum

Der Verlag am Goetheanum im Internet: www.VamG.ch

Einbandgestaltung von Johann Sommer unter Verwendung
einer Kinderzeichnung

Satz: Höpcke, Hamburg
Druck und Bindung: Freiburger Graphische Betriebe

ISBN 978-3-7235-1392-7

Inhaltsverzeichnis

Vorwort

Die Arbeit von Kinder- und Jugendärzten ist geprägt von den vielen großen und kleinen Sorgen, die der Alltag in Familie und Schule mit sich bringt – insbesondere im Krankheitsfall und bei Entwicklungskrisen. In der akuten Situation braucht es klare Anweisungen, was zu tun ist, und konkrete Ratschläge für den Einzelfall. Dafür gibt es umfangreiche Ratgeber und Sachbücher und den oft notwendigen Besuch beim Allgemein- oder Facharzt.

Entscheidend ist jedoch, dass es darüber hinaus gelingt, im Gespräch mit den Eltern, Pädagogen und Therapeuten Gesichtspunkte und Orientierungshilfen zu erarbeiten, durch die alle Beteiligten lernen, Entwicklung so zu begleiten und zu fördern, dass dadurch möglichen Krankheiten und Entwicklungsstörungen wo immer möglich vorgebeugt werden kann.

Entwicklungsgerecht denken lernen, selber beobachten und herausfinden, was das Kind gerade braucht – das ist die große Herausforderung beziehungsweise die Kunst, auf die es ankommt. Erst wenn ich tragende Gedanken gefunden habe, Gesichtspunkte, die mir den Weg auch dann beleuchten können, wenn ich eigentlich am Ende bin und nicht mehr so recht weiß, was ich tun soll – oder wenn es nicht mehr gelingen will, die Freude zu empfinden, einen jungen Menschen auf seinem Weg im Leben ein Stück begleiten zu dürfen –, erst dann habe ich den sicheren Grund unter den Füßen, das

Vertrauen, für das Kinder und Jugendliche so dankbar sind, wenn sie es am Erwachsenen erleben.

Gerade dieses anzuregen, die Entwicklung solcher Vertrauen begründenden, tragenden Gedanken zu vermitteln, ist das Anliegen von Erdmut Schädels «kleinem Ratgeber». Engagiert und vorbehaltlos lässt er den Leser Anteil nehmen an den Gesichtspunkten, nach denen er selber arbeitet, durch die er herausfindet, was im Einzelfall hilft und was im Weiteren getan werden kann.

Ich wünsche diesem besonderen kleinen Werk – dem ein jahrzehntelanges Berufsleben zugrunde liegt – eine weite Verbreitung bei allen, die an einer gesundheitsfördernden Erziehung Interesse haben.

Medizinische Sektion am Goetheanum

Michaela Glöckler

Im August 2010

Einführung

Die Arbeit mit Kindern ist ein Abenteuer, auf das man sich tagtäglich einlässt. Es gibt immer wieder Überraschungen und Wunder, die von Freude und Leid begleitet sind. Immer wieder von Neuem schaue ich mit Ehrfurcht auf die Entwicklung des Kindes, auf ihre übergeordnete und weisheitsvolle Gesetzmäßigkeit, aus der man unendlich viel lernen kann.

Durch Fragen und Gespräche mit Eltern, Erziehern, Heilpädagogen und vielen Menschen, welche die Entwicklung des Kindes aus unmittelbarer Nähe anschauen und begleiten, sind öffentliche Vorträge, Gespräche und Workshops entstanden, in denen gemeinsam versucht wurde, dem Wunder Entwicklung etwas näher zu kommen. Es ergaben sich daraus viele Anregungen für den täglichen, situationsbezogenen Umgang mit dem Kinde, und so lag die Frage nahe, die mir von vielen Interessierten gestellt wurde, diese Betrachtungen und Anregungen auch in schriftlicher Form herauszugeben, um zu einer inneren Sicherheit zu gelangen in der Begleitung und Förderung der kindlichen Entwicklung. Es sollen dabei keine fertigen Anweisungen gegeben, sondern die eigene, schöpferische Aktivität angeregt werden im Umgang mit den uns anvertrauten Kindern und Jugendlichen.

So ist dieses Buch, das keinen Anspruch auf Vollständigkeit erhebt, geschweige denn eine (geistes-)wissenschaftliche Abhandlung über die Entwicklung des Kindes sein soll, entstanden. Es will vielmehr dem Bedürfnis entgegenkommen, die Welt des Kindes und Jugendlichen sowie die entsprechenden Hintergründe besser zu verstehen und zu achten.

Ich danke allen, die an der Entstehung dieses Buches mit Rat und Tat beteiligt waren, insbesondere aber danke ich meinen vielen kleinen Patienten, die mir immer wieder gezeigt haben, dass Gesundheit und Krankheit ein Entwicklungsprozess sind, den es täglich neu zu bestehen gilt.

Arlesheim, im Mai 2010 *Erdmut J. Schädel*

I. Der Beginn einer Entwicklung

Die Frage, wann beseeltes Leben entsteht, ist auch in unserer heutigen aufgeklärten Zeit immer noch sehr umstritten. Es kommt jedoch darauf an, ob man das Leben mehr vom biologisch-genetischen Gesichtspunkt anschaut oder mehr vom ethisch-moralischen. Schaut man mehr vom biologischen Standpunkt aus, dann ist es eigentlich klar, dass alles Leben in der Zelle und ihrem genetischen Code vorbestimmt ist und durch die Zusammenführung zweier haploider (halber) Chromosomensätze, wie sie in der Eizelle als auch in der Samenzelle vorhanden sind, wieder eine vollständige Zelle mit einem diploiden, d. h. vollständigen Chromosomensatz entsteht. In dem Moment, wo dieser Zusammenschluss in der befruchteten Eizelle stattgefunden hat, beginnt das neue Leben, von dem wir (noch) nicht wissen, mit welchen Merkmalen und Besonderheiten es ausgestattet ist.

Betrachten wir die Sache mehr von der ethisch-religiösen Seite aus, dann ist das Leben immanent, d. h. der Anfang kann eigentlich nur in der Schöpfung Gottes selber liegen und findet bei jeder Befruchtung seine Wiederholung bzw. einen Neubeginn. Dazwischen sozusagen erleben wir das heranwachsende Kind, erst ganz im Verborgenen und sehr geheimnisvoll, dann schließlich lebendig und beseelt vor unseren Augen sich entwickelnd, und wir fragen uns eigentlich nicht mehr, woher es kommt, wohin es geht, wir lieben es einfach und leben mit ihm ganz im Augenblick. Erst Grenzsituationen, wie Schicksalsschläge, Krankheit und Tod bringen uns wieder an den Ursprung alles Seins zurück. Vieles von all dem entzieht sich unserer Kenntnis, ja liegt in der Macht eines Höheren.

Kosmische und irdische Einflüsse

Über Jahrtausende war es so, dass die Menschheit sich selber fortgepflanzt hat und nicht unter dem bewussten Einfluss des einzelnen Menschen stand. Äußere Einflüsse, wie die großen kosmischen Rhythmen von Sonne und Mond, hatten ihren Einfluss auf die Fortpflanzung der Menschen, wie das im Tier- und Pflanzenreich auch heute noch der Fall ist. So spiegelt sich der Mondenrhythmus im Menstruationszyklus der Frau wider, von dem die Empfängnis abhängig ist. Der Gang der Sonne im Jahreslauf hatte einen Einfluss auf das Zusammenleben der Menschen, sodass in alten Kulturen (keltische Kultur, germanische Kultur) Kinder zum Frühlingszeitpunkt gezeugt wurden und um die Wintersonnenwende zur Welt kamen. Kinder, die außerhalb dieser Zeit zur Welt kamen, wurden verstoßen oder gar getötet.

Heute haben sich diese Abhängigkeiten von kosmischen Rhythmen durch die Bewusstseinsentwicklung der Menschheit verändert. Lediglich die monatlich wiederkehrende Regelblutung der Frau oder die Dauer der Schwangerschaft von zehn Mondenzyklen weisen noch darauf hin. Doch auch diese Zyklen werden unterbrochen oder abgeschnitten von dem Einfluss der Sternenwelt z. B. durch die hormonelle Empfängnisverhütung. Auch der Geburtszeitpunkt kann aus verschiedenen Gründen unabhängig vom Ablaufen der biologischen Uhr terminiert werden.

Dies alles scheint dem Emanzipationsbestreben des heutigen Menschen nicht mehr zu genügen. Man möchte zu der Entstehung des Lebens vordringen und auch dort mitbestimmend sich einbringen. Es beginnt damit, dass zunächst einmal bewusst eine Schwangerschaft geplant wird, was eigentlich der heutigen Lebensweise und der Selbstbestimmung des Menschen entspricht. Doch dies ist Vielen heute noch zu wenig. Man möchte es nicht mehr dem Schicksal überlassen, wann und wie Leben entstehen soll, sondern die Fäden dabei selbst in der Hand behalten. Ja noch darüber hinaus entscheiden, ob entstehendes Leben lebenswert ist oder nicht. Es muss sozusagen die Garantie für ein absolut gesundes, nicht von der Norm abweichendes neues Leben gegeben werden. Nicht mehr weit davon sind Bestrebungen, ein Lebewesen auf Bestellung mit vorher gewünschten Merkmalen (schwarze oder blonde Haare) und Eigenschaften (durchsetzungsfähig oder gutmütig) zu bestellen. Das, was in Goethes Faust mit der Schaffung des Homunkulus aus der Retorte dargestellt wird, scheint Realität werden zu wollen. Ein Menschheitstraum scheint damit in Erfüllung zu gehen. Allein schon von diesem Machbarkeitswahn aus gesehen ist eine Schwangerschaft heute ungeheuer belastet. Kann man ihr den natürlichen Verlauf lassen, oder sollte man sie ständig überprüfen, ob auch alles mit rechten Dingen im Sinne der Wissenschaft abläuft. Von daher wird jede Schwangerschaft heute als Risiko betrachtet, das man so klein wie möglich halten muss. Das künftige Leben ist so nicht vorausplanbar, auch wenn dies immer wieder postuliert wird und die raffiniertesten Methoden erfunden werden, um das Leben nicht zum Risiko werden zu lassen.

Um sich dieser Planbarkeit zu nähern, ist man vorerst

noch damit beschäftigt, Genkarten anzulegen, auf denen unzählige von Erbmerkmalen aufgelistet werden, die eine Übersicht darüber geben sollen, welche Eigenschaft auf welchem Gen zu finden ist. Internationale Forschungsteams über alle politischen Grenzen hinweg haben sich miteinander vernetzt, um gemeinsam dem Geheimnis des Lebens auf die Spur zu kommen.

Was bedeutet das nun für die einzelne Schicksalssituation?

Wir haben die merkwürdige Situation, dass auf der einen Seite Leben vernichtet wird aus was für medizinischen oder sozialen Gründen auch immer und auf der anderen Seite die größten medizinischen und wissenschaftlichen Anstrengungen unternommen werden, um Leben zu ermöglichen, wo von Natur aus es gar nicht möglich wäre, und auch Leben zu erhalten, welches von seinen Voraussetzungen her gar keine Chance hat, ein normales und erfülltes Dasein zu führen.

Schwangerschaftsabbruch

Eine Unzahl von Schwangerschaften werden heute unterbrochen, d. h. vorzeitig beendet aus sozialen oder anderen Gründen. Es ist dies die Entscheidung der Frau, ob sie ein Kind austragen möchte oder nicht. Dass dabei natürlich auch den Beratungsstellen und dem Arzt eine große Verantwortung zukommt, wird, häufig vergessen. Man stellt sich gar nicht vor, wie vielen ungeborenen Seelen damit der Zugang versperrt wird, in dieses Erdenleben einzutreten und einen

Schicksalsauftrag zu erfüllen. Große Genies und Menschen, die die Welt veränderten, wären vielleicht nicht auf die Welt gekommen, wenn in früheren Zeiten schon in diesem Ausmaße wie heute entstehendes Leben vernichtet worden wäre.

Natürlich genügt es nicht, die Situation zu bedauern oder sich kritiklos damit zufriedenzugeben oder sie anzuprangern, bevor nicht auch die sozialen Verhältnisse geschaffen sind, dass jedes entstehende Leben sein Umfeld finden kann, in dem es liebevoll aufgenommen wird. Doch darin ist die Welt, trotz ihres großen, wirtschaftlichen Fortschrittes, noch rückständig bzw. noch sehr am Anfang.

Unfruchtbarkeit – Künstliche Befruchtung

Auf der anderen Seite gibt es heute auch zunehmend Menschen, potentielle Mütter und Väter, die es aus medizinischen und biologischen Gründen nicht werden können. Alles ist bereit, um einen neuen Menschen in die Familie aufnehmen zu können und ihm die Lebensbedingungen zu schaffen, die anderen vielleicht verwehrt sind. Eine große Zunahme der Adoptionsbereitschaft in den zivilisierten Ländern ist wahrzunehmen, wo Menschen bereit sind, unabhängig von verwandtschaftlichen Banden mit angenommenen Kindern eine Familie zu begründen. Damit wird nicht nur dem egoistischen Wunsch nach Kindern entsprochen, sondern wirklich auch Menschen das Leben ermöglicht, die auf der Schattenseite des Lebens standen.

Dieser ausgesprochene Kinderwunsch kann aber auch dahin führen, dass Befruchtungen außerhalb des Mutterleibes stattfinden und das befruchtete Ei erst im Nachhinein in die

Gebärmutter implantiert und ausgetragen wird (In-vitro-Fertilisation). Sollte auch das nicht möglich sein, so kann auch das befruchtete Ei einer Leihmutter eingepflanzt werden, was zu der grotesken Situation bereits geführt hat, dass eine «Großmutter», die längst nicht mehr im gebärfähigen Alter war, das in vitro befruchtete Ei ihrer Tochter ausgetragen hat.

Kommt es auf natürlichem Wege zu einer Schwangerschaft, dann ist vom ersten Moment ab eine freudige Erwartung da, die dem Wesen entgegengebracht wird, was da geboren werden will.

Vorbereitung auf die Schwangerschaft

Schon vor Eintreten der Schwangerschaft kann eine Mutter etwas dafür tun, gesunde Lebensbedingungen zu schaffen, damit ein neues Leben die geeigneten Voraussetzungen findet, sich zu entwickeln. Die Empfangsbereitschaft der Frau ist nicht nur von äußeren Faktoren abhängig. Schon die Beschäftigung mit kleinen Kindern und deren Entwicklungsmöglichkeiten schafft die besten Voraussetzungen dazu. Das gehetzte Nachlaufen hinter den alltäglichen Dingen des Lebens und davon vollkommen absorbiert zu sein, zieht Lebenskräfte ab, die einem neuen Leben zugutekommen könnten.

Wenn man bedenkt, dass eine Frau bereits schwanger ist, bevor sie es richtig bemerkt hat (Ausbleiben der monatlichen Regelblutung), und gerade in dieser Zeit der menschliche Fötus seine grundlegende Entwicklung durchmacht mit Anlage der Organsysteme usw., dann muss es fast selbstverständlich für sie sein, dass sie sich schon während der ganzen Zeit der «Empfangsbereitschaft» so verhält, als wäre sie bereits schwanger. Dies betrifft nicht nur die Einschränkung von Nikotin- und Alkoholgenuss, sondern auch ihre Lebensweise, ihren Lebensrhythmus und nicht zuletzt ihre Ernährung.

Die ersten Wochen der Schwangerschaft – Gefahren

Gerade auch in den ersten Wochen der Schwangerschaft zeigt der Embryo eine ganz besondere Empfindlichkeit auf äußere Reize, welche über die Mutter an es herangebracht werden. Medikamente, Drogen, pränatale Infektionen und auch Strahlungen können ihm gerade in seiner Anfangszeit schaden. Die sogenannte Rötelnembryopathie oder die Contergan-Katastrophe sind traurige Beispiele dafür. Wird die Fehlentwicklung des Föten bereits während dieser ersten Zeit festgestellt – und dafür gibt es heute die vielfältigsten Diagnoseverfahren –, dann stellt sich die Frage, ob eine Schwangerschaft ausgetragen oder vorzeitig beendet werden soll. Häufig wird bei dieser Entscheidung die Mutter alleingelassen. Kann sie für oder gegen etwas entscheiden, was sie noch gar nicht kennt? Zeigt das Leben nicht alle Facetten des Daseins, auch die einer vielleicht lebenslänglichen Behinderung? Kann sie abschätzen, welch ungeheures Leid, aber auch Freude und Bereicherung sie erleben kann an einem behinderten Kind?

Spätestens hier stellt sich wieder die Frage nach dem Leben und seiner Sinnhaftigkeit.

II. Schwangerschaft, Geburt und Neugeborenenperiode – Auf der Erde ankommen

Geschichtlicher Hintergrund

Seit jeher hat um Schwangerschaft und Geburt ein großes Geheimnis gelegen, sowohl auf kulturellem Gebiete wie auch in wissenschaftlicher Hinsicht. Zeugung, Schwangerschaft und Geburt waren ein großes Tabuthema noch bis in die Mitte des letzten Jahrhunderts hinein.

Das Kinderkriegen war weitgehend der Frau und werdenden Mutter überlassen und wurde abgeschirmt von aller Öffentlichkeit im Verborgenen vollzogen mit Hilfe einer Hebamme. Auch nach der Geburt noch wurde das Kind in gehobenen Kreisen nicht von der leiblichen Mutter gestillt, sondern hatte eine Amme, welche diese Funktion übernahm. Kinder wurden erst interessant, wenn sie diese erste, in sozialer Hinsicht «nutzlose Zeit» hinter sich hatten und zu einem nützlichen Glied der Gesellschaft herangewachsen waren.

Erst allmählich geschah eine gewisse Enttabuisierung, die oftmals sogar in das Gegenteil umschlug, nämlich, dass alles öffentlich gemacht wurde, was – vielleicht aus berechtigten Gründen – zu den intimsten Vorgängen des menschlichen Lebens gehörte. Geburten wurden bald nicht mehr zu Hause im stillen Kämmerlein vollzogen, sondern sie fanden nun in zunehmendem Maße auf speziell dafür eingerichteten Geburtsstationen öffentlicher Krankenhäuser statt, ja es wurde geradezu als gefährlich angesehen, noch zu Hause zu gebären, wegen der vielen Zwischenfälle, die es dabei geben kann für Mutter und Kind. Väter waren anfänglich noch ausgeschlossen von dem ganzen Geschehen, erst allmählich fanden auch sie Zugang zu den Kreißsälen und konnten bei der Geburt des gemeinsamen Kindes mit anwesend sein. Heute ist es fast schon eine Selbstverständlichkeit, dass ein Vater die Nabelschnur des Kindes durchtrennen darf, über die das Kind zuvor über nahezu neun Monate mit dem Kreislauf der Mutter verbunden war.

Nicht zuletzt sank durch die Geburt im Krankenhaus die Säuglingssterblichkeit auf ein Minimum herab, jedenfalls in Ländern, die eine entsprechende medizinische Versorgung anzubieten hatten. In einem speziell dafür eingerichteten Raum, dem sogenannten Kreißsaal, erblickte nun das Neugeborene das Licht der Welt, oftmals war es aber nur das Licht einer hell leuchtenden Operationslampe, die von der Decke aus das Geschehen in gleißendes Licht versetzte. (Die Bezeichnung Kreißsaal kommt von dem alten Wort kreissen = beim Gebären schreien.)

Die Zahl der Kaiserschnitte stieg seit diesem Zeitpunkt immer mehr. (Bei diesem Eingriff wird die Gebärmutter durch einen Schnitt vom Bauch aus geöffnet, um dem Kinde auf diesem Wege auf die Welt zu verhelfen, weil oftmals die Lage oder Größe des Kindes eine natürliche Geburt verunmöglicht. Dieses Vorgehen wird Kaiserschnitt [sectio caesarea] genannt, nach der von dem römischen Schriftsteller Plinius versuchten Deutung des Namens Caesar als «der aus dem Mutterleibe Geschnittene».) Dadurch wurde es der Mutter nicht mehr möglich, die Geburt (oder das «Fest der

Geburt», wie Frédérik Leboyer es nannte) bewusstseins- und empfindungsmäßig mitzuvollziehen.

Eine Geburt wurde von nun ab nach wissenschaftlichen Kriterien von dafür ausgebildeten Fachleuten beurteilt, sodass es oftmals als Kunstfehler galt, wenn die Umstände der Geburt nicht diesen wissenschaftlichen Kriterien standhielten. Selbstverständlich war es auch dadurch erst möglich, dass immer mehr Mütter und Kinder vor einer oft grauenvollen und auswegslosen Geburtssituation gerettet wurden, die früher fast ausnahmslos mit dem Tode geendet hatte.

Zu früh geborene Kinder musste man früher ihrem natürlichen Schicksal überlassen. Man tat zwar alles für sie, was ihr Überleben ermöglichen konnte, doch erst durch die Einführung der Brutkästen (Inkubatoren), der parenteralen Nahrungs- und Flüssigkeitszufuhr und vor allem der künstlichen Beatmung war der Anfang gemacht für eine Medizin, die zu den erstaunlichsten Resultaten führte und durch welche eine ganze Ära in der Medizingeschichte ihren Anfang nahm.

Anfang der Schwangerschaft

Wenn eine Frau ein Kind erwartet, spielen diese Überlegungen und Gedanken natürlich keine Rolle in ihrem Bewusstsein. Die Welt verändert sich für sie, in welche Richtung auch immer. Entweder ist es das schon lang ersehnte Kind, welches sich nun endlich ankündigt, oder es ist eine Überraschung, mit der sie zunächst gar nicht gerechnet hat, manchmal ist es sogar eine Störung in dem gerade erst selbständig gewordenen Leben einer jungen Frau. Die ersten Tage und Wochen der Schwangerschaft verlaufen von den äußeren Zeichen her gesehen noch völlig unbemerkt und die Frau verändert sich körperlich nur wenig. Noch bevor eine Schwangerschaft für die werdende Mutter so richtig begonnen hat, sind bereits die Weichen gestellt, welche das Leben einer Familie und des betroffenen Kindes, das da kommt, entscheidend beeinflussen können. Erst dann bleibt die gewohnte Menstruation aus und die Mutter verspürt Symptome an sich, die sie vorher nicht in dem Maße gekannt hat, wie z. B. vermehrte Müdigkeit, Übelkeit, Heißhunger auf bestimmte Nahrungsmittel oder sogar auch Widerwillen dagegen. Auch im sozialen Leben verändert sich einiges, die Beziehung zum Partner wird anders, weil sich plötzlich eine andere Dimension aufgetan hat, das Verhältnis zu Freunden, Bekannten und Verwandten kann sich ebenfalls in eine andere Richtung entwickeln und das Berufsleben oder die Ausbildung muss sich den Gegebenheiten unterordnen, auch wenn das am Anfang der Schwangerschaft noch nicht immer so deutlich wird.

Lebenszeichen des Kindes

Die ersten Kindsbewegungen werden meistens erst in der 16. bis 20. Schwangerschaftswoche von der Mutter wahrgenommen. Dies ist der Zeitpunkt, wo auch äußerlich eine Veränderung mit der werdenden Mutter vor sich geht. Sie spürt ein von ihr unabhängiges Wesen, welches sich in ihrem Bauch bewegt und ihr immer wieder in das Bewusstsein ruft, dass sie es mit einem lebenden, sich bewegenden Wesen in sich zu tun hat. Sie fühlt sich mit diesem Wesen aufs Innigste körperlich und seelisch verbunden, es gibt wohl keine nähere körperliche Verbindung zwischen zwei Wesen, wie zwischen dem Ungeborenen und seiner Mutter.

Die Kindsbewegungen werden als sanft und streichelnd oder auch als kräftig und impulsiv empfunden. Die Erwartung, dieses neu entstehende Wesen in absehbarer Zeit auch wirklich vor sich zu sehen, wächst von Woche zu Woche. Auch für den Vater wird dieses heranwachsende Kind allmählich Realität, indem er über die Bauchdecken der Mutter die Bewegungen des Ungeborenen zunächst fein, dann aber zunehmend stärker von außen her wahrnehmen kann.

Bis in die feinsten Körperstrukturen hinein entwickelt sich das Kind von einem kleinen, ungeordneten Zellhaufen zu einem lebendigen, strukturierten Organismus, dessen Motor bis heute noch nicht in seiner ganzen Dimension erfasst werden kann. Molekulargenetische Signale, die das Wachstum eines Ungeborenen steuern, Gene, die einzelne Zellen dazu veranlassen, sich zu Leber, Hirn, Haut oder Haarzellen zu spezialisieren oder Hände wachsen lassen, all das gibt nicht die Erklärung dazu her, warum sich ein Kind zu dem entwickelt, was es später ist.

Im 6. Monat, wenn sich der ganze Körper des Fötus mit einem fellartigen Lanugohaar bedeckt, ist die vollständige Ausdifferenzierung zum menschlichen Körper bereits abgeschlossen und es findet nur noch ein Wachstums- und Reifungsprozess bis zur Geburt statt. Zu Beginn der Schwangerschaft führt der Fötus ein fischähnliches Dasein, bis zur Ausbildung von Kiemenbögen, die sich später ausdifferenzieren in Zungenbein, Unterkiefer und Gehörknöchelchen. Diese Metamorphose des menschlichen Embryos hat Ernst Haeckel dazu veranlasst, das biogenetische Grundgesetz zu formulieren: «Die Ontogenese ist eine verkürzte Rekapitulation der Phylogenese», was etwa bedeutet, dass der menschliche Embryo in seiner Entwicklung im Mutterleibe in verkürzter Form die gesamte Evolution der Menschheit andeutungsweise durchmacht.

Das Ungeborene

Das heranwachsende Kind befindet sich über die ganze Zeit der Schwangerschaft in einem dunklen, wohlig warmen Raum, der das Gefühl der Geborgenheit vermittelt. Im Fruchtwasser schwimmend, verspürt es leichte Schaukelbewegungen durch die Bewegungen der Mutter beim Gehen oder anderen Tätigkeiten. Nur dumpf dringen Geräusche an das Ohr des Ungeborenen. Ruhige Stimmen oder lautes Schreien, harmonische Klänge oder dröhnende Musik werden als angenehm oder als unangenehm empfunden. Viele Kinder reagieren unmittelbar darauf. Im Mutterleib wird die ganze Schwangerschaftszeit hindurch das regelmäßig pulsierende Rauschen des mütterlichen Blutes wahrgenommen. Es strömt in unmittelbarer Nähe durch die Bauchschlagader der Mutter. In wechselnder Folge wird durch das rhythmische Heben und Senken des Zwerchfells der Mutter ein sanfter Druck auf den Leib des ungeborenen Kindes ausgeübt. Aber auch jede Freude, jeder Schmerz wirkt sich auf das Wohlbefinden des Kindes aus. «Und das Kinde hüpfte in ihrem Leibe», heißt es im Lukas-Evangelium, als Elisabeth den Gruß Marias empfängt. Durch die immer gleich bleibende Wärme der wässrigen Umgebung des ungeborenen Kindes, die Auftriebskraft des Fruchtwassers, den leisen Druck, der pulsierend auf das Kind ausgeübt wird, entsteht eine Geborgenheit, in deren Schutz ein Urvertrauen in die Welt entwikkelt werden kann.

Geräusche jeglicher Art dringen an den Fötus heran über die Decken der mütterlichen Bauchwand und lösen Reaktionen bei diesem aus. Eine an der Bauchwand der Mutter klingelnde Fahrradklingel lässt das Herz des Ungeborenen schneller schlagen, es kommt zu vermehrten Bewegungen, wie Hochreißen der Arme oder Streckung der Beinchen und zum Entleeren der Blase. Es zeigen sich auch unterschiedlichste Reaktionen des Föten auf laute und leise, hohe und tiefe Töne, was deutlich macht, wie differenziert akustische Reize in diesem Stadium bereits wahrgenommen und auch verarbeitet werden können. Man nimmt an, dass die Beschallung der Bauchwand von werdenden Müttern mit Musik, z. B. von Bach oder Mozart, via Kassettenrekorder, bereits eine Sensibilisierung beim Föten für musikalisches Empfinden hervorrufen kann. Ebenso werden vom ungeborenen Kinde Lichtsignale wahrgenommen, die mittels eines Halogenscheinwerfers auf den Bauch der Mutter gelenkt werden.

Die Geburt kündigt sich an

Ziemlich genau nach 40 Schwangerschaftswochen werden Wehen bei der Mutter ausgelöst, die durch den abfallenden Spiegel des Gelbkörperhormons teilweise mit bedingt sind. Dieses Hormon hat dafür gesorgt, dass die Gebärmutter während der Schwangerschaft bereit war, das Kind in sich heranentwickeln zu lassen und es nicht abzustoßen. Neueste Forschungen zeigen jedoch, dass der Zeitpunkt der Geburt zur Hauptsache vom Kinde selber ausgelöst wird, nämlich durch einen bestimmten Faktor in der Lunge des Kindes, der dem mütterlichen Organismus signalisiert, dass die Lunge bereit ist, die Luft in sich aufzunehmen und mit der Atmung außerhalb des Mutterleibes zu beginnen.

Sicherlich ist der Geburtszeitpunkt, die Tageszeit, die Jahreszeit, ja sogar die Konstellation der Sterne (aus der man später das Horoskop liest) nicht unbedeutend für die Geburt des Kindes. Ähnliches kann man auch für den Todeszeitpunkt des Menschen sagen.

Normalerweise sind wir gewohnt, aus der Erfahrung einer Mutter oder auch eines Vaters die Vorgänge um die Geburt zu betrachten, weil wir uns noch nicht in das kleine, heranwachsende Wesen so hineinversetzen können, dass wir seine Bedürfnisse und seine anfänglichen Empfindungen wahrnehmen können. Dennoch sei an dieser Stelle erlaubt, sich Gedanken darüber zu machen, wie die Schwangerschaft, der Geburtsvorgang, vielleicht auch das anfängliche Leben in einem Inkubator aus der Sicht eines noch ungeborenen, frühgeborenen oder reifgeborenen Kindes aussehen könnte. Wir alle haben die Zeit der Schwangerschaft und Geburt hinter uns, ohne uns daran erinnern zu können. Das heißt jedoch nicht, dass dieser Abschnitt unbedeutend für die spätere Entwicklung des Menschen ist.

Die Geburt

Wenn nach 40 Schwangerschaftswochen der Zeitpunkt der Geburt naht, die Wehen einsetzen, dann wird es eng und ungemütlich in dem vorher noch so friedlich warmen Raum. Wieder in rhythmischer Abfolge wird Druck von allen Seiten auf die gesamte Körperoberfläche des Kindes ausgeübt, diesmal nur etwas unsanfter und von anderer Intensität und Rhythmik, als das bisher beim gewohnten Atem- und Pulsrhythmus der Mutter der Fall war. Das Kind erlebt bei der Wehentätigkeit ein zunehmendes Gepresstwerden, und die Entspannungsphasen dazwischen werden immer kürzer. Seine Herztöne sinken dabei jedes Mal in ihrer Frequenz, wenn die Wehen der Mutter einsetzen. Nach einer mehr oder weniger langen, gewiss eher ungemütlichen Phase setzen die Presswehen ein, das Kind wird durch den engen Geburtskanal hindurchgepresst, der Kopf wird zunächst geboren, dann die Schultern und der übrige Körper.

Erste Sinneserlebnisse des Neugeborenen

Schlagartig verändern sich nun die ganzen Lebensverhältnisse für das Kind. Es ist plötzlich kalt (ähnlich, wie wenn man aus einem warmen angenehmen Bade plötzlich in einen kalten Luftzug kommt), die vertraute Dunkelheit wird durch helles Licht abgelöst, Geräusche und Stimmen dringen nun ungedämpft an das Kind heran, fremde Hände fassen den feuchten, gerade erst geborenen Körper an, um ihn auf den Bauch der Mutter zu legen.

Der Lebensstrom, welcher über die Nabelschnur für alle wichtigen Funktionen des kindlichen Organismus bisher geflossen ist, hört auf zu strömen und wird unterbunden. Ein gewaltsames Ereignis, welches wir uns in seiner Intensität wohl kaum vorstellen können.

Der Neugeborenenkreislauf

Vor lauter Schreck, könnte man sagen, holt das Neugeborene tief Luft und … der erste Atemzug ist getan. Die Lunge kann sich entfalten, der embryonale Kreislauf wird unterbrochen, der Lungenkreislauf beginnt zu fließen, das kindliche Blut wird erstmals über die äußere Luft bei der Einatmung mit Sauerstoff versorgt und ist nun alleine verantwortlich für den weiteren Erhalt des Lebens und den Aufbau der Organe. Das Neugeborene wird langsam rosig, zuerst am Körperstamm und dann auch an den Ärmchen und Beinchen bis hin zu den Finger- und Fußspitzen.

Ankommen

Hat das Neugeborene die ersten Strapazen der Geburt überstanden, mag man auch ihm die wohlverdiente Ruhe gönnen. Nicht ein hektisches Treiben um das Kind ist jetzt angesagt, indem man es von der Mutter wegnimmt, wiegt, misst, wickelt, anzieht und dann ins Kinderbettchen legt, sondern vielmehr darf es noch auf dem Bauch der Mutter bleiben und nun, sozusagen von außen her, ihre Wärme spüren, ihre inzwischen wieder regelmäßigen Atemzüge wahrnehmen durch das Heben und Senken ihres Brustkorbes. Vielleicht findet es sogar schon die Brust der Mutter, wenn ihm sanft dabei geholfen wird, und macht wie von selbst die ersten Saugversuche. Dies ist auch für den mütterlichen Organismus wichtig, weil durch den Saugvorgang an der Brust der Mutter das Zusammenziehen der Gebärmutter unmittelbar nach der Geburt begünstigt wird. Mutter, Vater (wenn er bei der

Geburt anwesend war) und das Neugeborene können so am besten ihr gemeinsames neues Leben genießen und kennenlernen.

Erst wenn alles etwas zur Ruhe gekommen ist, Mutter und Kind sich nach Schlaf und Erholung sehnen, wird das Neugeborene vorsichtig von der Hebamme versorgt und in sein vorgewärmtes Bettchen gelegt. Dabei wird sorgfältig darauf geachtet, dass keine Käseschmiere (Vernix caseosa) von der Haut des Kindes abgewaschen wird, die vor allem noch bei vorzeitig geborenen Kindern vorhanden ist. Sie wirkt wie die beste Hautcreme (übrigens nicht nur für die Haut des Neugeborenen!) und wird langsam von der durch das Fruchtwasser aufgeweichten Haut aufgesogen.

Das «Wochenbett» des Neugeborenen

Die ersten Tage nach der Geburt verlaufen für das Neugeborene in ruhigeren Bahnen. Mutter und Kind dürfen sich im gleichen Zimmer an ihre veränderte Beziehung zueinander gewöhnen (Rooming in). Langsam wird das Neugeborene vertraut gemacht mit den vielen neuen Eindrücken und Sinnesreizen, die auf es zukommen. Dabei kann ihm geholfen werden, und die Hilfe muss nicht nur von der Mutter gegeben werden, die sich ja noch in der Erholungsphase nach der Geburt befindet.

Durch sanftes Einreiben und Massieren der Händchen, Füßchen sowie des Rückens und auch des Bäuchleins mit einem wohlriechenden Öl wird nicht nur die Haut des Neugeborenen gepflegt, sondern auch mit der Berührung das Gefühl der Geborgenheit und des Urvertrauens in die Welt vermittelt, die schon dafür sorgen wird, dass alles zu seinem Wohlergehen geschieht.

Nackt ist das Kind auf die Welt gekommen, nun muss es mit Kleidung versorgt werden und im Bettchen gut zugedeckt werden, damit die Eigenwärme nicht an die Außenwelt verloren geht. Dabei ist es wichtig, dass die Kleidung aus natürlichen Materialien (Wolle, Seide, Baumwolle) besteht.

Da die Bewegungen des Neugeborenen anfänglich noch sehr ungeordnet und hilflos sind, ist es gut, wenn es sanft festgehalten wird auf dem Arm der Mutter oder auf dem Wickeltisch. Auch hierbei kann die Kleidung ihren Dienst leisten. Strampelhosen sollten in der ersten Zeit noch nicht angezogen werden und die Beinchen lieber mit einem Tuch locker umwickelt werden, um die Bewegungsunruhe der Beinchen, das Strampeln etwas zu bändigen. Dies wirkt ungeheuer beruhigend auf das Kind. (In früheren Zeiten wurde dafür sogar ein Steckkissen verwendet, auf dem das Kind wie eine Mumie eingewickelt wurde.)

Zum Schutze des Kopfes und der Kopfhaut kann ein Käppchen aus Baumwolle, Seide oder sogar Wolle verwendet werden, da die Haare des Neugeborenen anfänglich noch recht spärlich sind. Immerhin macht die Kopfoberfläche bei einem Neugeborenen noch fast ein Fünftel der Gesamtkörperoberfläche aus, über die sehr viel Wärme verloren gehen kann.

Ernährung und Muttermilch

Die Schwangerschaft beginnt damit, dass das befruchtete Ei sich in der Gebärmutterschleimhaut einnistet und im Anschluss daran mit ernährendem Gewebe umgeben wird, dem sogenannten Mutterkuchen. Über diesen läuft die gesamte Ernährung des Kindes. Das Kind selber muss nichts, aber auch gar nichts aktiv zu diesem Vorgang beitragen. Eine unvergleichliche Behaglichkeit muss sein Lebensgefühl prägen. Es ist für das Ungeborene rundum gesorgt, ein schlichtweg «paradiesischer Zustand».

Mit dem Zeitpunkt der Geburt verändern sich auch schlagartig die «Ernährungsgewohnheiten» des Kindes. Das Neugeborene hat sich nun selber um seine Nahrung zu kümmern, und dies geschieht in ganz erstaunlicher Weise. Ein primitiver Reflex sorgt dafür, dass es, sobald es etwas in oder um seinen Mund herum spürt, beginnt zu saugen, als hätte es nie etwas anderes gekannt. Die Milchbildung der Mutter ist dabei ganz abhängig von dem Bedarf des Neugeborenen. Zuerst bildet sich die sogenannte Vormilch, die wertvolle Inhaltsstoffe für das Kind hat, und dann geht sie langsam über in die bleibende Muttermilch. Saugt das Neugeborene kräftig, dann bildet sich auch mehr Muttermilch, saugt es weniger kräftig, geht auch die Bildung der Muttermilch wieder zurück, was manchmal zu einem Problem werden kann. Die Muttermilch selber ist in physiologischer Hinsicht von unschätzbarem Wert, etwa durch die Versorgung mit lebenswichtigen Vitaminen oder Abwehrstoffen, die dem Kind in den ersten Lebenswochen einen sogenannten «Nestschutz» (Schutz vor Infektionskrankheiten) gewähren. Auch ist sie in ihrer Zusammensetzung ideal für die Ernährungssituation des Kindes in den ersten Lebensmonaten.

Nicht nur das Immunsystem des kleinen Kindes wird durch die Muttermilch gestärkt, sondern auch der Vorgang des Stillens trainiert die Mund- und Schluckmuskulatur so, dass sich später die Sprache gut entwickeln kann.

Durch das Stillen wird gewissermaßen eine «seelische Nabelschnur» von Mutter zu Kind ausgebildet. Es ist inzwischen vielfach bewiesen, dass das Stillen von unschätzbarem Wert für die Beziehung des Kindes zu seiner Mutter ist, auch in späteren Jahren, wenn es schon lange nicht mehr gestillt wird.

Den Rhythmus finden

Während der Schwangerschaft floss der Nahrungsstrom kontinuierlich über die Nabelschnur dem Kinde zu, jetzt muss es sozusagen portioniert seine Nahrung zu sich nehmen in bestimmten zeitlichen Abständen, da der Magen noch relativ klein ist und sich erst an den Füllungszustand gewöhnen muss. Viele Kinder finden den Rhythmus der Nahrungsaufnahme fast von alleine, manche aber brauchen unsere Hilfe dabei. Manchmal muss man auch dem Neugeborenen eine Pause zwischen den Mahlzeiten gönnen, damit es gerade seinen eigenen Rhythmus finden kann. Auf jeden Fall darf dem Neugeborenen der Stillrhythmus nicht aufgezwungen werden, auch wenn es manchmal etwas Nachhilfe braucht.

Dies ist nicht immer einfach, gilt es doch gerade in dieser Zeit, das Kind und seine Bedürfnisse kennenzulernen und sie in der richtigen Weise zu interpretieren.

Nicht von ungefähr hat das Wort Stillen etwas mit der «Stille» zu tun, mit dem innerlich Stillwerden, sodass Neues aufgenommen werden kann. Nicht nur der Säugling ist ganz diesem Vorgang hingegeben, die Mutter sollte es genauso sein, innerlich still und lauschend werden. Dazu braucht es oft unglaubliche Geduld und innere Sicherheit, dass es das eigene Kind schon richtig machen wird. Ein hilfreiches Begleiten durch die Hebamme oder Säuglingsschwester ist dabei von großem Wert, um Mutter und Kind die Zuversicht und den Raum zu geben, in dem sich dieser subtile Vorgang abspielen kann. Aller äußere Druck oder Vorstellungen, wie es sein muss, sowie Rezepte, wie das Stillen ablaufen soll, helfen in dieser Situation nicht weiter und sind eher kontraproduktiv. Wichtig ist das Hinlauschen auf dasjenige, was sich zwischen Mutter und Kind ganz individuell abspielt. Wenn das von einer erfahrenen Person begleitet werden kann, hilft es manche vorzeitige Verzweiflung und Unsicherheit bei der Mutter zu überwinden.

Neben dem Essensrhythmus spielt beim Neugeborenen und Säugling ganz besonders der Wach- und Schlafrhythmus eine große Rolle. Schon im Mutterleibe kann davon etwas wahrgenommen werden, wenn es Phasen gibt, in denen sich das Kind viel bewegt, und Phasen, in denen es sich nicht bemerkbar macht. Häufig findet man diesen Rhythmus später wieder, wenn das Kind geboren ist, z. B. in der bekannten «Schreistunde» am Abend, bei der man erstaunt feststellt, dass sie «zufällig» um die gleiche Zeit auftritt, in der das Kind sonst immer sich im Mutterleibe bemerkbar gemacht hat mit seinen Bewegungen.

Das Befinden der Mutter vor und nach der Geburt

Manche werdende Mutter kann das sehr genau beschreiben, wie sie ihr Kind schon in ungeborenem Zustand als Persönlichkeit erlebt, die sie zu kennen scheint, auf deren Begegnung sie sich freut, für die sie bereits einen Namen weiß.

In dem Buch «Gespräche mit Ungeborenen» wird dieses Erlebnis von einer Mutter folgendermaßen beschrieben:

«*Als ich mit meiner Tochter im 5. Monat schwanger war, hatte ich in der Nacht einen Traum, der sich mir stark eingeprägt hat. Ich sah ein Embryogesicht mit großen, offenen Augen. Ganz zarter Flaum wuchs auf seinem Kopf und auf der Haut des Gesichtchens. Es schaute mich an, mit einem unendlich tiefen, friedvollen Blick. Es schien fast zu lächeln, und ohne dass es die Lippen bewegte, fühlte ich es zu mir sprechen. Es gab mir zu verstehen, dass es sich auf mich freute, dass es sich freute, geboren zu werden, um in meinen Armen zu liegen. Lange sah dieses ungeborene Kind mich an, seine Augen waren voller Liebe. Dann drehte es den Kopf von mir weg und ich begriff, es war müde und ich sollte es nicht länger stören. Dieser Traum war so lebendig und eindrucksvoll, dass ich ihn nie vergessen werde. Als meine Tochter geboren war und wenige Tage alt in meinen Armen lag, öffnete sie ihre Augen und sah mich an. Es war derselbe Blick, dieselben Augen, die mich damals im Traum angesehen hatten. Unendliche Tiefe, weise Augen. Für einen Moment wiederholte sich dasselbe Erlebnis, das ich vorher im Traum hatte.*»

Das seelische Befinden der Mutter wie auch die Erziehung – ob vorgeburtlich oder auch später – bilden die Grundlage für die spätere Entwicklung des Kindes. Seelische Erschütterungen während der Schwangerschaft (z. B. der Tod eines nahen Angehörigen, Trennungssituationen der Eltern, psychosoziale Umstände und Schwierigkeiten etc.), aber auch schwierige Geburten (Kaiserschnitt, Zangengeburt, verzögerte Austreibungsphase oder Vakuumextraktionen) können eine große Auswirkung auf das Kind haben. Vielfach werden sie sogar als die entscheidenden Ursachen für seelische Probleme in späteren Lebensjahren angesehen (z. B. Depressionen, Ängste, gesteigerte Nervosität, Magersucht und vieles mehr).

Aber auch «Gedankenübertragung» von der Mutter zum ungeborenen Kinde hält man nicht mehr für reinen Aberglauben, und Urängste des Menschen haben oft ihren Ursprung in einer schwierigen Zeit noch vor der Geburt. Solche «Früherinnerungen» wurden zum Teil von Patienten erhoben, die unter Hypnose oder auch LSD-Einwirkung solche Erlebnisse in einer psychotherapeutischen Sitzung äußerten (Janus: «Wie die Seele entsteht»).

In Naturvölkern sind diese Erkenntnisse zum Teil noch ganz in das Leben der Schwangeren eingebunden, indem sie sich vor unguten Einflüssen zu schützen versuchen und ihre Schwangerschaft aus diesem Grunde so lange wie möglich verheimlichen. Auch im europäischen Kulturkreis glaubte man noch bis ins 18. Jahrhundert hinein an den sogenannten «bösen Blick», der für Mutter und Kind verhängnisvolle Folgen haben konnte. Heute wird dies als Aberglaube abgetan, jedoch hat es immer noch mit diesen Ursprüngen zu tun.

Es ist versucht worden zu beschreiben, wie das Kind mit der Geburt wie durch ein Tor in unser Leben eintritt. Vorher haben wir es vielleicht schon ein wenig gekannt, und im Folgenden werden wir es immer mehr kennen- und lieben lernen. Doch die Entwicklung hat gerade erst ihren Anfang genommen.

III. Sinnesentwicklung und Sinnespflege

Die Sinneswahrnehmung des Kindes ist die Grundvoraussetzung für die Bewegungsentwicklung, die Ausbildung der Sprache und der Vorstellungs- und Denktätigkeit. Aber auch über das Kindesalter hinaus ist die Sinneswahrnehmung von entscheidender Bedeutung für die Erhaltung und Weiterentwicklung unserer Fähigkeiten auf diesem Gebiete. Umso mehr ist es verständlich, dass gerade besonderer Wert auf die Sinnesentwicklung und Sinnespflege beim kleinen Kind gelegt werden muss, damit die Entwicklung des Menschen zu einem wahrnehmenden und handelnden Wesen erst ermöglicht werden kann.

Gewöhnlich spricht man von den fünf Sinnen des Menschen, wenn man einmal den sechsten Sinn außer Acht lässt, mit dem häufig humorvoll auf die Wahrnehmung eines nicht vorhersehbaren Ereignisses hingewiesen wird, ohne dabei seine physischen Sinnesorgane zu gebrauchen. Im Sprachgebrauch ist auch die Rede vom Gerechtigkeitssinn, Spürsinn, Ordnungssinn usw., die alle weniger mit der Wahrnehmung der äußeren Welt zu tun haben als vielmehr mit einem bestimmten seelischen Verhalten des Menschen. Man sagt sogar: «Der hat einen Sinn dafür», wenn man meint, dass sich jemand ganz besonders für eine Sache interessiert oder sogar sich mit ihr in sympathischer Weise verbindet.

Wenn wir uns also mit der Sensorik (Sinnestätigkeit) des Menschen beschäftigen, dann müssen wir das Sinnesspektrum erweitern, damit wir wirklich den gesamten Menschen berücksichtigen. Die Sinnesorgane des Menschen sind wie

Tore, durch welche die Welt auf uns zugehen kann, sie sind aber auch Wege, über die wir uns auf die Welt zu bewegen, um uns mit ihr in Verbindung zu setzen, um sie kennenzulernen.

Rudolf Steiner spricht in einem Vortrag vom 20. Juni 1916 in Berlin von 12 Sinnen: dem Tastsinn, dem Lebenssinn, dem Bewegungssinn, den Gleichgewichtssinn, dem Geruchssinn, dem Geschmackssinn, dem Sehsinn, dem Wärmesinn und schließlich dem Gehörsinn, dem Sprachsinn, dem Denksinn und dem Ich-Sinn.

«Im Umkreis dieser 12 Sinne bewegt sich unser ganzes Seelenleben, gerade so, wie die Sonne sich im Umkreis der 12 Sternbilder bewegt. Aber der äußere Vergleich schon geht auch noch viel weiter. Bedenken Sie, dass die Sonne während des Jahres durch die Sternbilder vom Widder gehen muss bis hin gegen die Waage, dass die Sonne gleichsam im Lichte des Tages durch die oberen Sternbilder, während der Nacht durch die unteren Sternbilder geht, und dass dieses Gehen der Sonne durch die unteren Sternbilder zunächst dem äußeren Lichte verborgen ist. So ist es auch mit dem Leben der Menschenseele in diesen 12 Sinnen. Tagessinne sind eigentlich nur annähernd die eine Hälfte davon, wie die eine Hälfte der Sternbilder nur Tag-Sternbilder sind, die anderen Nacht-Sternbilder.»

Sinnesentwicklung beim Kind

Wie bei aller Entwicklung wird die Sensorik des Kindes erst allmählich reif für die Aufnahme der Sinnesreize aus unserer Umwelt. Ihre Ausbildung beginnt aber bereits im Embryonalzustand, wo das heranreifende Kind noch ganz stark von den äußeren Reizen abgeschirmt ist und eigentlich alle Sinneswahrnehmungen nur über den mütterlichen Organismus vermittelt werden. Die Augen können erst gegen Ende der Schwangerschaft geöffnet werden und noch nicht hell und dunkel unterschieden, geschweige denn, Konturen erkennen. Geräusche dringen abgedämpft an das ungeborene Kind heran, werden aber schon deutlich unterschieden nach ihrer Qualität (z. B. Motorengeräusch oder Musik), was man an den Kindsbewegungen und dem Herzschlag des Kindes ablesen kann.

Den größten Teil der Schwangerschaft hindurch schwimmt das Kind sozusagen im Fruchtwasser, wodurch die Schwerkraft aufgehoben wird und noch keine Empfindung für Schwere oder Leichte vorhanden sein kann. Dadurch wird ein Daseinsgefühl vermittelt, welches noch ganz stark in dem Vertrauen lebt, dass alles in der Umgebung des Ungeborenen zu seinem Schutz und Wohlbefinden da ist.

Erst durch die Geburt werden einige Sinne geweckt, so z. B. der Wärmesinn durch den plötzlichen Kälteschock, den das Kind erlebt, wenn es die wärmenden mütterlichen Hüllen verlässt und in die kalte Umgebung hineingeboren wird. Dieses Wecken der Sinnesempfindungen ist nicht immer wohltuend und angenehm für das Kind, jedoch unbedingte Voraussetzung für das Sammeln von Erfahrungswerten, die schließlich das Interesse an der Welt und die Wahrnehmung derselben möglich machen.

Mit den basalen Sinnen (Tastsinn, Lebenssinn, Bewegungssinn und Gleichgewichtssinn), den sogenannten unteren Sinnen, nimmt das Kind seinen eigenen Körper wahr und lernt dadurch, sich in der Welt zu behaupten. Sie liegen auf der Nachtseite und sind noch ohne viel Bewusstsein.

Tastsinn

Das erste intensive Sinneserlebnis, das ein Kind hat, wenn es auf die Welt kommt, ist zweifellos ein «einziges Tasterlebnis». Wenn das Kind mit den Presswehen aus dem Mutterleib heraus geboren wird, wird jede Faser seiner Körperoberfläche gedrückt und gepresst, was einem globalen Tastsinneserlebnis entspricht. Dieser Vorgang ist wichtig für das neugeborene Kind, weil es sozusagen am Widerstand, der ihm über den Tastsinn vermittelt wird, erwacht. Es hilft dem Kinde im wahrsten Sinne des Wortes sich zu inkarnieren, d. h. die Seele in den Körper einziehen zu lassen. Dies schafft ein Urvertrauen, welches für die nun folgende Entwicklung des Kindes von großer Bedeutung ist. Noch später macht man sich das im therapeutischen Sinne zunutze, indem man ein wahrnehmungsgestörtes Kind unter eine Bleikugeldecke legt, die ihm am ganzen Körper ein Druck- und Tasterlebnis vermittelt. Diesen Kindern ist dabei anzumerken, wie sie unter dieser Maßnahme zur Ruhe kommen und sich selber finden.

Wird das Neugeborene im Arm der Mutter (natürlich auch anderer Personen) gehalten, dann spürt es durch den sanften Druck Halt und Geborgenheit. Es spürt die Wärme, den Blick, der auf ihm ruht, und weiß ganz unbewusst, dass es geliebt, getragen und beschützt wird. Die mit einem Tuch umwickelten Beine führen zur Ruhe der Gliedmaßen, das sanfte Streicheln der Ärmchen oder der Wangen lässt es die Liebe spüren. Äußerlich gesehen alles Tasterlebnisse, die aber wohltuend, vertrauensbildend und beruhigend auf die Seele des Kindes wirken. Dies ist im wahrsten Sinne «hüllebildend» für das kleine Kind, das oft hilfloser als ein nackter, aus dem Nest gefallener Vogel ist.

Der Tastsinn vermittelt Geborgenheit.

Lebenssinn

Den Lebenssinn können wir am eindrücklichsten beim Säugling studieren.

Nirgendwo sonst können wir das Wohlbefinden oder das Unwohlsein unmittelbar in seinem körperlichen Ausdruck so deutlich wahrnehmen. Heftiges Schreien kann Hunger oder Schmerz bedeuten, wobei das Gesicht sich schmerzlich verzerrt und die Gliedmaßen oft hilflos umeinander schlagen. Andererseits ist der «selig lächelnde Säugling», nachdem er an der Mutterbrust gestillt wurde und nun in den Schlaf hinüberdämmert, ein Ausdruck der Zufriedenheit und des Wohlbefindens, wie man ihn später wohl kaum noch beobachtet. Der Lebenssinn zeigt nicht nur die seelische Ausgeglichenheit an, sondern vermittelt auch über das vegetative Nervensystem dem Bewusstsein Schmerz oder Wohlbefinden. Dies richtig einzuordnen und zu deuten, wird vom Kinde erst langsam erlernt und muss am Anfang noch von der Mutter richtig gedeutet werden, was nicht immer ganz einfach ist.

Regelmäßiges Stillen, aber auch das Wickeln und der Schlaf spielen eine wichtige Rolle für das Wohlgefühl des Kindes. Durch Schreien und Unruhe zeigt es, dass das richtige Wohlbefinden noch nicht erreicht ist, entweder weil es Hunger hat, gewickelt werden will, müde ist oder sonst eine

Störung vorhanden ist. Häufig lässt sich am Schreien erkennen, ob es von einem wirklichen Unwohlsein herrührt oder ob es sich nur um Erprobung der Stimme und Erreichung der Aufmerksamkeit handelt.

Der Lebenssinn vermittelt Wohlbehagen.

Bewegungssinn / Eigenbewegungssinn

Durch winzige kleine spindelförmige Sinnesorgane in den Muskeln, Sehnen und Gelenkkapseln der Gliedmaßen kann die Stellung der Arme und Beine im Raume selber wahrgenommen werden. Man nennt das die Eigenwahrnehmung oder Propriozeption. Auch sie entwickelt sich erst langsam und muss unter großem Aufwand vom Kind erlernt werden. Die anfänglich unkoordinierten Massenbewegungen beim Säugling zeigen uns in anschaulicher Weise, wie eine Bewegung aussieht, wenn sie noch nicht vom Eigenbewegungssinn wahrgenommen wird.

Aus den «unkoordinierten» Massenbewegungen des Neugeborenen entwickeln sich langsam die Bewegungsabläufe und die Motorik, die das Kind für seine Weiterentwicklung braucht. Um diese in die richtigen Bahnen zu lenken, ist die Pflege und Förderung des Bewegungssinnes von Bedeutung. Falsche, ruckartige und unharmonische Bewegungen beim Säugling und Kleinkind können die Bewegungsentwicklung beeinflussen, ja sogar stören und haben im weitesten Sinne eine Auswirkung auch auf die seelische Entwicklung und die Sprache des Kindes. Es kommt also darauf an, die Bewegungen dem Alter entsprechend mit Sinn zu erfüllen.

Das kann im Säuglings- und Kleinkindalter noch durch

Führen der Bewegung und Unterstützung der Eigenaktivität (Kopf halten, mit Händchen und Füßen spielen, Drehen, Sitzen etc.) geschehen, später dann durch die Aktivierung von Laufen, Springen, Seilhüpfen, Tanzen, Dreiradfahren usw. All diese Aktivitäten führen zum Erleben der eigenen Bewegung, die Voraussetzung ist, die Welt zu erkunden.

Der Bewegungssinn vermittelt Eigenwahrnehmung.

Gleichgewichtssinn

Eng damit in Zusammenhang steht der Gleichgewichtssinn. Durch unzähliges Hinfallen und wieder Aufstehen sowie den schwankenden, unsicheren Gang zeigt uns auch hier das kleine Kind, welche Mühe und welchen Aufwand es bedeutet, bis endlich ein geschicktes Springen und Hüpfen über Stock und Stein möglich ist. Die Sinneswahrnehmung ist nicht nur Voraussetzung für die Bewegungsentwicklung, sondern sie muss auch unter großem Aufwand erlernt werden. Wenn dies ganz im Verborgenen geschieht, scheinbar nebenbei, heißt das nicht, dass der Bewegungsentwicklung nicht ein hartes Ringen um das Gleichgewicht vorausgeht.

Spielerisches Erproben des Gleichgewichtes durch Laufen auf Unebenheiten (z. B. im Wald, nicht auf einem asphaltierten, absolut ebenen Weg), aber auch Fahrrad fahren ohne Stützräder sowie Balancieren, z. B. auf einem Baumstamm, können zu einer echten Herausforderung des Gleichgewichtssinnes führen. Nicht von ungefähr spricht man auch vom seelischen Gleichgewicht, das mit diesen gemachten Erlebnissen zu tun hat.

Der Zusammenhang von Tasterlebnissen, das Erspüren

der eigenen Bewegung sowie die Erprobung des Gleichgewichtssinnes werden in der Entwicklungsphysiologie als taktil-kinästhetische und propriozeptive Wahrnehmung beschrieben. Darauf lassen sich die verschiedensten Therapieformen zurückführen, wie z. B. die sensomotorische Integration.

Gleichgewichtssinn vermittelt Harmonie.

Nun kommen wir zu den sogenannten mittleren Sinnen (Geruchssinn, Geschmackssinn, Sehsinn und Wärmesinn), die auch als seelische Sinne bezeichnet werden können, weil sie über die seelische Empfindung einen Zugang zur Welt eröffnen. In ihnen dämmert das Bewusstsein herauf.

Geschmackssinn

Der Geschmackssinn des Kindes entwickelt sich erst allmählich und ist nicht von Anfang an in seiner vollen Ausreifung vorhanden. Eine Differenzierung in süß, sauer, bitter und salzig, wie es uns durch die Geschmacksknospen auf der Zunge vermittelt wird, ist während der Säuglingszeit noch nicht vorhanden. Wie sollte auch sonst, tagaus, tagein, die Muttermilch über viele Monate hin immer noch schmecken und immer wieder zu einem neuen Bedürfnis führen?

Viel zu früh wird den Kindern heute eine geschmackliche Abwechslung in der Kleinkinderkost angeboten, was ein späteres «Feinschmecken» im guten Sinne verhindert oder zumindest dafür unempfänglich macht.

Bekommt ein kleines Kind einen zu süßen Brei, dann will es nichts anderes mehr haben, weil alle anderen Geschmacksrichtungen demgegenüber fast bedeutungslos werden. Es wird dem Kinde damit die Möglichkeit genommen, Neues kennenzulernen und Appetit zu entwickeln. Eine ähnliche Situation entsteht auch bei größeren Kindern durch die vielen süßen Schleckereien, die nicht nur für die Zähne, sondern auch für eine gesunde Ausbildung des Geschmackssinnes schädlich sind.

Der Geschmackssinn vermittelt die richtige Urteilsbildung.

Geruchssinn

Geschmack und Geruch sind wie zwei Geschwister, die ohne einander nicht aufwachsen können und dennoch sich manchmal im Wege stehen. Was keinen guten Geruch hat, wird auch nicht gerne gegessen. Beide Sinne sind stark von seelischen Empfindungen geprägt und damit auch abhängig von Sympathie und Antipathie. Über den Geruch erkennt der Säugling seine Mutter und fühlt sich zu ihr hingezogen. Auch im Erwachsenenalter spielt der Geruchssinn noch eine starke Rolle bis hin zur richtigen Partnerwahl. Meist geschieht dies im Unbewussten, wie beim Kleinkind, ist jedoch eine ernst zu nehmende Tatsache. Wie wichtig kann es sein, wenn das Kind vom Kindergarten oder von der Schule heimkommt, dass es zuerst in die Küche geht, den Kochtopfdeckel hebt und am Geruch erkennt, was es zum Mittagessen gibt. Dadurch kann die Vorfreude gesteigert werden, neben dem, dass es auch noch appetitanregend ist.

Gerüche haben einen starken Einfluss auf das Wohlgefühl und -befinden des Kindes. Es kann sich nicht dagegen wehren und ist ihnen vollkommen ausgeliefert im positiven wie im negativen Sinne. Wenn man sich vor etwas ekelt, dann wird dieses Gefühl hauptsächlich über den Sehsinn und vor allem auch den Geruchssinn ausgelöst. Umgekehrt können wohlriechende Gerüche entscheidend sein für das Wohlbefinden, ja sogar Glücksgefühle auslösen.

Auch die Geruchswahrnehmung kann geschädigt oder gefördert werden. Starker Parfümgeruch in der Umgebung des Kindes kann irritierend wirken, eventuell sogar zu starke Antipathie- oder auch Sympathiekräfte wecken. Wie es bei dem Geschmacksinn der Fall ist, können auch beim Geruchssinn durch die Dominanz eines bestimmten Geruches alle anderen Geruchsvarianten abgeschwächt werden, was zu einer eher eintönigen Wahrnehmung der Welt führt.

Der Geruchssinn weckt Antipathie- und Sympathiegefühle.

Sehsinn

Nun kommen wir zum Sehsinn, von dem Rudolf Steiner in seiner Sinneslehre schreibt, dass in ihm die «Sonne des Bewusstseins» aufgeht. Eigentlich alles, was wir wahrnehmen von der Welt, geschieht hauptsächlich über den Sehsinn. Beim kleinen Kind ist das noch anders, weil auch sein Bewusstseinszustand noch schlafend ist. Je älter es jedoch wird, desto mehr bleiben die «gesehenen Bilder» haften und werden zu Erinnerungsbildern im Gedächtnis.

Mit dem Sehen ist auch die Vorstellung verbunden, die für das Denken eine wichtige Rolle spielt. Das Kind ist immer bemüht, «richtig» zu sehen, sich ein unverfälschtes Bild von der Welt zu machen, es kneift die Augen zu, wenn es zu hell ist, und unterdrückt Doppelbilder, die durch Einwärtsschielen entstehen können, selbst auf die Gefahr hin, dass ein Auge ausgeschaltet wird und erblindet (kindliche Amaurose).

Weil das Auge die Eintrittspforte für die wichtigsten Eindrücke aus der Außenwelt ist, ist es auch am meisten gefährdet durch manipulierte oder virtuelle Bilder, wie wir sie durch Reklame, Videos oder Fernsehen vermittelt bekommen. Diese Erkenntnis ist nicht nur von pädagogisch-medizinischer Seite erkannt, sondern wird auch von ökonomisch-wirtschaftlicher Seite schamlos ausgebeutet.

Das macht es verständlich, warum dem Kinde möglichst viele ursprüngliche Eindrücke über das Auge vermittelt werden sollen. Alles, was das Kind in seiner Umgebung sieht, wirkt formend auf sein Gemüt und organaufbauend (siehe Rudolf Steiner: «Die Entwicklung des Kindes vom Gesichtspunkt der Geisteswissenschaft»).

Triste, farblose, langweilige Sinneseindrücke lassen auch das Kind nicht richtig gedeihen, während alle ursprünglichen und mit Leben erfüllten Eindrücke organbildend sind. So wirkt eine kindgerechte Gestaltung der Umgebung im weitesten Sinne gesundend und aufbauend für Leib und Seele.

Der Sehsinn führt zur Welterkenntnis.

Wärmesinn

Etwas befremdlich mutet es an, dass es einen besonderen Sinn für die Wärmeempfindung gibt. Doch beweisen es die vielen Wärmerezeptoren auf der Haut, dass die Differenzierung in warm und kalt eine lebenswichtige Notwendigkeit für den Organismus ist. Beim Säugling, vor allem beim Frühgeborenen, ist dies noch nicht vorhanden, ja sogar die

Temperaturregulierung funktioniert noch nicht. Das ist der Grund, warum ein Frühgeborenes in den Brutkasten gelegt wird, weil es seine Körpertemperatur noch nicht halten kann und auskühlen würde, was schließlich zum Erliegen aller Stoffwechselprozesse und damit zum Tode führt. Die richtige Wärmeempfindung muss, wie das Sehen, Hören, das Gleichgewichtfinden etc., erst allmählich erlernt werden, wobei auch das Fieber einen wichtigen Lerneffekt für den Organismus und seine Reaktion haben kann.

Da die Wärmeempfindung vor allem beim Kleinkind noch sehr wenig ausgeprägt ist, muss von außen dafür gesorgt werden, dass die richtige Körpertemperatur gehalten werden kann. Dafür kann zunächst einmal die entsprechende Kleidung sorgen, aber auch die richtige Raumtemperatur, damit das Kind nicht «überhitzt» ist, sich aber auch nicht «erkältet». Beide Extreme führen zu einer Anfälligkeit, die gesundheitliche Folgen haben können. Erst allmählich kann das Kind dazu geführt werden, selber einzuschätzen, welche Maßnahmen notwendig sind, um eine konstante Körpertemperatur einzuhalten. Diese ist wichtig für alle Lebensprozesse und hat entscheidenden Einfluss auf das Wohlbefinden, aber auch die Eigeninitiative des Kindes.

Der Wärmesinn weckt Wohlbefinden und Eigeninitiative.

Die nächsten vier Sinne sind die oberen oder auch geistigen Sinne des Menschen, in ihnen leuchtet das Bewusstsein auf, es wird taghell für die Sonne des Bewusstseins.

Hörsinn

Der Hörsinn hat sein Hauptwahrnehmungsorgan in der Gehörschnecke des Innenohres. Die Ohrmuschel, der Gehörgang, das Trommelfell und die drei Gehörknöchelchen, Hammer, Amboss und Steigbügel, dienen der Schallübertragung auf das Innenohr. Es sind nicht nur Schallwellen, die über das Ohr wahrgenommen werden, sondern auch Informationen und Inhalte, die unterschiedlicher Natur sein können, welche vom Menschen wahrgenommen und verarbeitet werden.

Eine Mozart-Symphonie ist vom akustischen Standpunkt her ein einziger «Schallwellensalat», und doch kann dieser die wunderbarsten Harmonien, Gefühle und Empfindungen auslösen. Das Hören hat also nicht nur eine physische Seite, sondern auch eine stark seelische Komponente. Schwerhörige oder sogar taube Menschen können von der Welt abgeschnitten sein und vereinsamen, wenn sie nicht auf andere Weise auf die Welt zugehen und ihnen auch entsprechend entgegengekommen wird. Auch das «richtige Hören» muss vom Kinde gelernt werden, damit es später die Welt verstehen kann.

Schon früh reagiert das kleine Kind auf die verschiedensten Geräusche und lernt erst mit der Zeit, sie genauer zu differenzieren und einzuordnen. Ähnlich wie bei den anderen Sinnen, ist es nicht unwesentlich, welche Sinnesreize, in diesem Fall akustische Reize, auf das Kind wirken. Eine ständige Berieselung mit Radiomusik (zu Hause und im Einkaufszentrum) stumpft ebenso ab wie alle lauten und mechanischen Geräusche, die permanent um das Kind herum sind. Auch dies gehört heute zum Alltag und zur Umweltverschmutzung. Ähnlich wie man bereits von einer «Lichtverschmutzung» redet, kann auch von einer «Lärmverschmutzung» unserer Umwelt gesprochen werden. Eine wichtige Erziehungsaufgabe ist es, diese unnötigen Hintergrundsgeräusche zu reduzieren, damit das Kind wieder lernt, auf das Vogelgezwitscher, das Rauschen der Bäume und des Windes sowie das Plätschern des Wassers usw. zu hören. Vielleicht ist die Abstumpfung unseres Gehörs (die äußerlich bereits zu einer erschreckenden Zunahme von Schwerhörigkeit im jungen Erwachsenenalter geführt hat) eine Ursache dafür, dass die Verständigung zwischen den Menschen immer schwieriger wird und auch das soziale Leben sich immer problematischer gestaltet.

Durch den Hörsinn entsteht soziale Kompetenz.

Sprachsinn

Hören und Sprechen sind ebenfalls wieder ein Geschwisterpaar. Kommt ein Kind taub zur Welt, wird es nicht sprechen lernen, es sei denn, es wird durch verschiedene Hilfsmethoden (Gebärdensprache, Cochleaimplantat etc.) dazu gebracht, die Welt der Sprache zu verstehen. Das kleine Kind reagiert noch nicht so differenziert auf Geräusche, Klänge und Laute, wohl aber auf den seelischen Ausdruck der Sprache. Es spürt unmittelbar den ärgerlichen Unterton in der Stimme, die zu ihm spricht, oder den liebevollen Klang in der Sprache der Mutter, die es trösten oder aufmuntern will. Der Sprachsinn hilft nicht beim Erlernen der Sprache, sondern er spürt im Klang der Worte das, was sich hinter ihnen verbirgt.

Denksinn / Ich-Sinn

Ähnlich ist es mit den rein geistigen Sinnen, die kein physisches Wahrnehmungsorgan besitzen. Mit dem Denksinn werden die Gedanken des anderen Menschen erfasst in ihrer logischen und moralischen Qualität. Mit dem Ich-Sinn wird der andere Mensch als Ich-Wesen erkannt. Dies sind freilich sehr hohe Ziele, die erst im Laufe eines langen Lebens erreicht werden können. Dennoch hat gerade das Kind noch Qualitäten, mit denen es unbewusst solche «übersinnlichen Wahrnehmungen» haben kann. Sie sind sozusagen noch ein Himmelsgeschenk.

Die drei letztgenannten Sinne (Sprachsinn, Denksinn, Ich-Sinn) sind auf einer Ebene der menschlichen Wesenheit beheimatet, die rein geistiger Natur ist. Das Kind ist dieser geistigen Ebene noch am nächsten, für das Kind ist der Himmel noch offen. Insofern kann es sehr wohl auf dieser Ebene wahrnehmen, vielleicht viel besser als der erwachsene Mensch, aber es hat diese Sinne noch nicht erkenntnismäßig durchdrungen. Um diese Sinne im Kinde anzusprechen, ist es nötig, ihm offen und wahrheitsgemäß gegenüberzutreten. Jede Verstellung, jede Laune, jede Unwahrhaftigkeit, jeder unmoralische Gedanke wird vom Kinde wahrgenommen und beeinflusst nicht nur seine körperliche, sondern auch seine seelische und geistige Entwicklung.

Gefährdung und Heilung der Sinne

Blicken wir auf die Bedeutung der zwölf Sinne zurück, wie sie im Kind veranlagt werden und sich entwickeln, dann wird uns bewusst, dass eine «Erziehung und Pflege» aller zwölf Sinnesorgane außerordentlich wichtig ist. Der Einfluss von Technik, Computern, Fernsehen und elektronischen Medien sowie der übrigen hochtechnisierten Umwelt auf die Sinneswahrnehmung der Kinder und Menschen allgemein ist nicht zu unterschätzen, weil eine Schädigung erst bemerkt wird, wenn es schon zu spät ist.

Die Zunahme von Wahrnehmungsstörungen bzw. Wahrnehmungsverarbeitungsstörungen lässt sich nach der heutigen Forschung in den allermeisten Fällen auf eine ungenügende oder gestörte Sinnesentwicklung zurückführen.

Betrachtet man jedoch vor dem Hintergrund der zwölf Sinne die Entwicklung des Kindes, so ergeben sich daraus vielfältige Anregungen für den pädagogischen und medizinischen therapeutischen Umgang.

In dem Märchen der Gebrüder Grimm vom Meerhäschen wird ein wunderbares Bild gebraucht, das ziemlich genau die Situation beschreibt, in welcher der Mensch sich befindet, wenn er seine zwölf Sinne benutzt. Die Königstocher sitzt in einem runden Turm mit zwölf Fenstern, durch die sie alles beobachten kann, was sich sowohl über der Erde als auch auf ihr und unter ihr befindet. Jedes Fenster geht in eine andere Himmelsrichtung, jedes Fenster zeigt ihr einen anderen Ausschnitt von der Welt. So ist es natürlich auch mit unseren Sinnen, die wie Fenster oder Tore sind, durch die wir hinausgehen können in die Welt, durch die wir aber auch die Welt zu uns hereinlassen können. Dieser Austausch ist nötig, um die Welt zu begreifen und handelnd in ihr tätig zu sein. Manchmal können die Fenster getrübt sein oder die Tore verschlossen und wir müssen alles daransetzen, sie wieder durchsichtig zu machen oder die Tore zu öffnen.

IV. Kindergarten- und Vorschulalter

In den frühen Entwicklungsphasen der Kindheit werden – wie wir gesehen haben – in scheinbar spielerischer Art große Dinge geleistet, die dem Kinde die Grundlage für seine ganze weitere Entwicklung zum Menschsein geben.

Milchzähne

War diese Zeit davon geprägt, dass das kleine Kind sich aufrichtete und die ersten Schritte machte, zu sprechen begann und die ersten Vorstellungen über sich und die Umwelt anstellte, also einen Entwicklungsprozess vollzog, der sich von den Gliedmaßen und dem Rückgrat (Aufrichte) über das Atemsystem bis zum Denken als Sinneswahrnehmung und Selbstbeobachtung hin erstreckt, so beginnt nun ein umgekehrter Prozess, der von der Sinnesseite wieder hin zur Bewegungsseite verläuft. Vom zahnlosen Säugling ist das Kind nun zu einem Wesen mit vollständigem Milchgebiss herangewachsen, das erst am Abschluss dieser Entwicklungsperiode mit dem 6./7. Lebensjahr zu «wackeln» beginnt.

In diesem Milchgebiss drückt sich eine Zugehörigkeit der Zähne zum Stoffwechsel-Gliedmaßen-System aus, nicht allein dadurch, dass die Zähne für den allerersten Vorgang der Verdauung zuständig sind, indem sie die Nahrung zerkleinern, sondern auch durch die Anzahl der Zähne. In der oberen Zahnreihe von 10 Zähnen mit je 5 Zähnen auf der rechten resp. linken Seite kann man auch ein übereinstimmendes Bauprinzip entdecken mit den 5 Fingern der rechten und 5 Fingern der linken Hand. Analog dazu die 2 x 5 Zähne des Unterkiefers zu den 5 Zehen des rechten und linken Fußes. Darin drückt sich nicht nur aus, dass die Welt mit Händen und Füßen «begriffen» werden muss, sondern auch ein Stück Außenwelt mit der Nahrung hereingeholt wird, welches durch die Zähne im Munde zunächst für den eigenen Organismus zurechtgemacht werden muss.

Würde jedoch die Entwicklung so weitergehen wie in den ersten beiden Lebensjahren, so würde man bemerken, dass eigentlich das ganze Wachstums- und Entwicklungspotential nur auf den eigenen Körper ausgerichtet ist. Zwar ahmt das Kind seine Umwelt nach, aber es nimmt noch keine eigentliche Beziehung zu ihr auf.

Würde nicht gleichzeitig ein seelischer Entwicklungsprozess einsetzen, würde es sich immer mehr in sich zurückziehen und mit den Vorgängen seines eigenen Leibes beschäftigt sein. Wir können das stark bei der Entwicklung autistischer Kinder beobachten, die keinerlei Kontakt mit ihrer Umwelt aufnehmen können. Häufig beginnt man eine solche Entwicklungsbehinderung auch erst in diesem Alter zu bemerken.

Die Außenwelt muss also hereingeholt werden, nachgeahmt werden, ähnlich wie das mit dem Begreifen durch die Hände und Zerkleinern durch die Zähne auf körperlicher Ebene angedeutet ist.

Körperliche Entwicklung

Zwischen dem 2. und dem 5. Lebensjahr verändert sich die kindliche Gestalt in der Hinsicht, dass sich die Proportionen verändern. Kopfform und Gesicht haben immer noch die Tendenz zur Rundung, der Hinterkopf ist rund, und die Stirne nimmt das gesamte obere Drittel des Gesichtes ein und ist schön vorgewölbt. Das Verhältnis von Kopf zu Rumpf und Gliedmaßen, welches beim Embryo noch 1:3, beim Säugling etwa 1:4 ist, verändert sich beim Kleinkind auf 1:5, d. h. der Rumpf streckt sich in dieser Phase mehr, wobei die Größe des Kopfes konstant bleibt. Der kleine runde Kinderbauch geht verloren, obwohl das Kind in diesem Alter – abgesehen von speziellen konstitutionellen Gegebenheiten – noch viel Unterhautfettgewebe hat.

Ab dem 5. Lebensjahr bis zum Schulalter hin findet dann eine weitere Streckung statt, diesmal mehr der Gliedmaßen. Die Rundungen verschwinden, das Hand- und Fußgelenk wird schlanker, am Knie ist die Kniescheibe sichtbar. Das Kind fällt auch mehr darauf und zieht sich Schürfwunden bei seinen spielerischen Aktivitäten zu. Welches Kind hat in diesem Alter nicht aufgeschlagene Knie? Bis zu diesem Alter trugen früher die Kinder noch Hosen mit Hosenträgern, weil sie noch keine Taille hatten, um die ein Hosenbundgürtel seinen Halt hat.

Infektion und Immunität

Ein mehr verborgener Prozess der körperlichen Reifung in diesem Alter ist die Ausbildung des Immunsystems. Das

Kind macht viele kleinere (manchmal auch größere) Infekte durch, was oft den Eindruck erweckt, als sei es nie richtig gesund. Vor allem Kinder in einer größeren Geschwisterschar oder einer offenen Wohngemeinschaft mit vielen anderen Kindern, wo andauernd ein Schnupfen oder Husten mit hereingebracht wird, leiden häufiger an Infekten. Das muss aber noch nichts mit einer Abwehrschwäche zu tun haben, sondern hängt einfach mit dem noch lernfähigeren Immunsystem zusammen.

Jeder Infekt wird erst dann wirksam abgewehrt, wenn vom Immunsystem eine Antwort gegeben werden kann. Freilich setzt das voraus, dass ein Kind sich erst einmal mit diesem Infekt auseinandergesetzt hat, und das geht leider nicht ohne gewisse Krankheitssymptome vonstatten. Je mehr jedoch ein Kind in diesem Alter von kranken anderen Kindern ferngehalten wird, desto mehr verschiebt sich die Reifung seines Immunsystems ins Schulalter hinein. Statistiken zeigen, dass Kinder, die in einer natürlichen Umgebung aufwachsen, wie z. B. auf dem Land, mit viel mehr krankheitserregenden Keimen in Berührung kommen, dennoch viel gesünder sind als Kinder, die in einer sauberen, sterilen Stadtwohnung aufwachsen.

Auch Allergien treten in natürlicher Umgebung viel weniger auf, obwohl dort meist mehr Allergene vorhanden sind als in der Stadt. Leider gibt es noch kein Abwehrsystem gegen die Umweltverschmutzung, die in städtischen Gebieten natürlich viel höher ist. Da sind dann doch eher Umweltschutzmaßnahmen vonnöten.

Häufige Ohrenentzündungen oder auch Schnupfen müssen jedoch nicht immer auf die vielen Krankheitserreger zurückgeführt werden, die in der Umgebung des Kindes vorhanden sind. Denn nicht die Bakterien und Viren sind die hauptsächlichen Verursacher einer Infektionskrankheit, sondern es sind die Bedingungen des Organismus, die es zulassen, dass eine Schleimhaut beispielsweise den Nährboden für bestimmte krankheitserregende Keime bilden kann. So sind die sogenannten Kolibakterien sehr wichtig im Darm, wenn sie jedoch in anderen Geweben auftreten, wirken sie krankheitsauslösend. Die Umgebungsbedingungen sind also ausschlaggebend für die Wirksamkeit eines Keimes und nicht umgekehrt.

Für ständig wiederkehrende Ohrenentzündungen können z. B. häufig zu enge räumliche Verhältnisse im Nasen-Rachenraum verantwortlich gemacht werden, die erst mit dem weiteren Wachstum des Kindes auch eine Verbesserung erfahren. Die Verbindungsgänge zwischen dem oberen Nasen-Rachenraum und dem Mittelohr (Eustachische Röhren) können zugeschwollen oder sogar verlegt sein durch wucherndes lymphatisches Gewebe (Adenoide Wucherungen), welches um ihre Öffnungen herumwächst. Dadurch kommt es zu einem Unterdruck im Mittelohr, und das Trommelfell, welches von außen her mit dem Ohrenspiegel sichtbar ist, zieht sich nach innen, ähnlich wie die Zellophanfolie bei Konfitüregläsern während dem Einmachen. Das bringt es mit sich, dass eine Entzündung im Mittelohr begünstigt wird.

Manchmal kann es auch zu einem Mittelohrerguss kommen, wodurch das Kind vorübergehend schlechter hört. Gerade in diesem Alter gehört dies zu einer häufigen Komplikation, für die es auch manchmal keine andere Lösung als die operative Entfernung der Rachenmandeln gibt. Gelingt es jedoch, eine Heilung dieses Krankheitsgeschehens herbeizuführen, kann man manchmal einen deutlichen Entwicklungsschub bei dem betreffenden Kinde bemerken.

So können wir unmittelbar erleben, wie der kindliche Körper in diesem Alter durch die verschiedensten Einflüsse wie z. B. der Ernährung, der Umgebung, der Krankheiten beeinflusst wird in seiner weiteren Reifung und Entwicklung.

Auf die sogenannten Kinderkrankheiten, die ebenfalls entscheidend mitverantwortlich sind für die Umgestaltung und Erneuerung des physischen Leibes im Kleinkind- und Vorschulalter, wird an späterer Stelle eingegangen.

Rudolf Steiner bemisst dieser Entwicklungsphase eine besondere Bedeutung zu und schreibt in seinem Büchlein «Die Erziehung des Kindes vom Gesichtspunkt der Geisteswissenschaft»:

«Die physischen Organe müssen in dieser Zeit sich in gewisse Formen bringen; ihre Strukturverhältnisse müssen bestimmte Richtungen und Tendenzen erhalten. Später findet Wachstum statt, aber dieses Wachstum geschieht in aller Folgezeit aufgrund der Formen, die sich bis zu der angegebenen Zeit herausgebildet haben. Haben sich richtige Formen herausgebildet, so wachsen richtige Formen, haben sich Missformen herausgebildet, so wachsen Missformen. Man kann in aller Folgezeit nicht wieder gutmachen, was man in der Zeit bis zum siebenten Jahre als Erzieher versäumt hat. Wie die Natur vor der Geburt die richtige Umgebung für den physischen Menschenleib herstellt, so hat der Erzieher nach der Geburt für die richtige physische Umgebung zu sorgen. Nur diese richtige physische Umgebung wirkt auf das Kind so, dass seine physischen Organe sich in die richtigen Formen prägen ... Was in der physischen Umgebung vorgeht, das ahmt

das Kind nach, und im Nachahmen gießen sich seine physischen Organe in die Formen, die ihnen dann bleiben. Man muss die physische Umgebung nur in dem denkbar weitesten Sinne nehmen. Zu ihr gehört nicht etwa nur, was materiell um das Kind vorgeht, sondern alles, was sich in des Kindes Umgebung abspielt, was von seinen Sinnen wahrgenommen werden kann, was vom physischen Raum aus auf seine Geisteskräfte wirken kann. Dazu gehören auch alle moralischen oder unmoralischen, alle gescheiten und törichten Handlungen, die es sehen kann.»

Also eine ungeheure Verantwortung, die den Menschen gegeben wird, die mit dem Kinde zu tun haben. Können wir ihr gerecht werden?

Sozialverhalten

Eine andere, wichtige Eigenschaft des Menschen beginnt sich in diesem Alter herauszukristallisieren. Nicht nur die Eigenwahrnehmung wird differenzierter, sondern auch die Zuwendung zu anderen Personen. Das Kind unterscheidet deutlicher zwischen Menschen, die zu ihm gehören, und anderen, «fremden» Menschen, es lernt abzustufen, in welcher Beziehung seine Umgebung zu ihm steht. Eine gewisse Scheu und Zurückhaltung ihnen gegenüber tritt auf, aber auch die Erkenntnis, dass Kontakte hergestellt werden können durch eigenes Dazutun. So entstehen vielleicht schon erste lockere Freundschaften mit anderen Kindern, mit denen man sich vorher nur um das Spielzeug oder die Schokolade gestritten hat.

In der Entwicklungspädiatrie wird das als der Erwerb der sozialen Kompetenz beschrieben. Das Kleinkind ist nun nicht mehr ein empfangendes, sondern auch ein gebendes Wesen. Man hat erkannt, dass diese Fähigkeit eine ebenso bedeutende Rolle in der Entwicklung des Menschen spielt wie die Schulung der Intelligenz, wenn nicht sogar eine viel größere.

Heute spielt bereits die soziale Kompetenz eines Menschen bei einem Bewerbungsgespräch um eine Arbeitsstelle oft eine größere Rolle als das rein fachliche Wissen, denn es ist nutzlos, über eine hohe Intelligenz zu verfügen, wenn sie nicht sozial integriert werden kann. Wenn man nicht erkennt, dass manche der Ursachen nicht in dem augenblicklichen Fehlverhalten des Kindes zu suchen ist, sondern in der Zeit, wo man vielleicht mehr Wert auf die intellektuelle Leistungsfähigkeit gelegt hat als auf die Entwicklung und Unterstützung der sozialen Kompetenz, dann wird man in der Bewältigung dieser Probleme nicht weiterkommen.

Leider wird das viel zu wenig bedacht in der heutigen Vorschuldiskussion, wo man das Schulalter, d. h. das Alter, in dem das Kind für intellektuell belastbar gehalten wird, immer weiter nach vorne verschiebt. Einige europäische Länder haben dies bereits in ihrer Schulgesetzgebung verwirklicht, in der Schweiz sind diese Bestrebungen ebenfalls in vollem Gange.

Wo und wie können die sozialen Kompetenzen ausgebildet und weiter gefördert werden?

Das kindliche Spiel, in dem sich schon ganz früh ein gewisses Rollenverhalten zeigt, ist die beste Voraussetzung für das Kleinkind, sich ganz unbewusst in der Entwicklung dieser Kompetenz zu üben. Anfänglich zeigt das Spiel ja noch eine vollständige Abgeschlossenheit.

Das Kleinkind ist ganz vertieft in das, was es da tut, jegliche Einmischung von außen wird als Störung empfunden, erst recht wenn diese belehrend oder korrigierend ist, denn das freie Spiel entbehrt noch jeder intellektuellen Logik. Da werden die Holzschienen der Brio-Bahn dazu verwendet, Türme zu bauen, auf welche die Lokomotive wie ein Äffchen heraufsteigt, ohne zu erkennen, dass diese Schienen und die Eisenbahnwaggons vom Spielzeughersteller für einen ganz anderen Zusammenhang gedacht waren. Das hängt mit der kindlichen Phantasie zusammen, welche es ermöglicht, in unbeschwerter, freier Weise aus dem scheinbaren Nichts alles zu machen. Sie ist schöpferisch und zunächst noch frei von jeglicher Einschränkung.

Erst allmählich kommt eine gewisse Richtung in das Spiel, wenn Dinge nachgeahmt werden, Situationen nachgespielt werden und damit ein gewisser Zusammenhang zum alltäglichen Leben hergestellt wird. Dies hängt natürlich auch mit der Bewusstseinsentwicklung des Kleinkindes zusammen, wo sich die Aufmerksamkeit – wie in seinem sozialen Verhalten auch – immer mehr nach außen richtet. Erfahrungen werden gesammelt, die oft den eigenen Intentionen widersprechen.

Je mehr ein Kind in diesem Alter der Mutter zuschauen und helfen kann bei ihren Hantierungen in der Küche oder dem Haushalt, je mehr es die alltäglichen Verrichtungen zur Körperpflege und -hygiene wie Zähneputzen, Händewaschen, Mund abputzen nach dem Essen erleben kann, desto mehr entwickelt es eine gewisse Selbständigkeit und soziale Kompetenz. Wie wichtig ist es bei der Sauberkeitserziehung, dass das Kleinkind sich über seinen Erfolg freuen kann, wenn etwas im Töpfchen ist, und nicht ständig auf die anfänglichen Misserfolge aufmerksam gemacht wird. Wirklichkeitsnahe Situationen erfahren und erleben, das ist wichtig in dieser Phase der kindlichen Entwicklung. Theoretische oder gar virtuelle Erklärungen, z. B. über das Fernsehen oder Videokassetten, vermindern die Erlebnisfähigkeit des Kindes und wirken hemmend auf die schöpferische Kraft der Phantasie.

Mit etwa 4 ½ Jahren ist auch der Zeitpunkt erreicht, wo schon eine Trennung von der vertrauten Person, in den meisten Fällen der Mutter, möglich ist. Das Kind geht selbständig in den Kindergarten und bleibt dort für eine gewisse Zeit mit anderen Kindern und der Kindergärtnerin zusammen, ohne am gewohnten Rockzipfel der Mutter zu hängen. Das setzt in dem Alter schon eine gewisse Selbständigkeit voraus, die aber notwendig ist, um allmählich ganz den Schritt in die große soziale Gemeinschaft zu wagen. Häufig ist dies noch mit Tränen verbunden und es braucht eine gewisse Überwindung auf beiden Seiten, um in diese neue Phase der Kindheit einzutreten.

Wenn man den Kindergarten nicht als Vorschule, sondern als wirkliche kleine Gemeinschaft betrachtet, in der das Kind seine ersten sozialen Erfahrungen macht, sich einzuordnen lernt und sich daran gewöhnt, kein Einzelgänger mehr zu sein, dann ist er zu diesem Zeitpunkt in der Entwicklung des Kindes genau das Richtige. Die vielfältigen Erlebnisse, das geführte und freie Spiel lenken die Phantasie- und Andachtskräfte darauf hin, sich bereit zu machen für das Lernen in der Schule. Vorläufig jedoch werden diese Kräfte noch ganz für die körperliche und seelische Entwicklung gebraucht.

Anhand von Kinderzeichnungen gerade in diesem Alter lassen sich die Entwicklungsschritte am deutlichsten ablesen. Wenn man an die munteren Kritzeleien denkt, die das Kleinkind auf und neben dem Blatt vollbringt, so geschieht nun ein deutlicher Umschwung. Je mehr das Kind sich und die

Umwelt wahrnimmt, desto erkennbarer werden für uns auch seine Zeichnungen. Vorher hat es durchaus etwas mit seiner Phantasie in den Zeichnungen ausdrücken wollen, nur ist es für uns nicht ersichtlich gewesen.

Jetzt beginnt es deutlich die Linien zu schließen, einen Hohlraum zu malen, entweder um ein Haus darzustellen oder sogar die geliebte Großmutter. Der Kreis bekommt ein Gesicht, Arme und Beine werden als Striche daran gesetzt, das Haus erhält einen Schornstein sowie Fenster und Türen. Erst wenn auch das Fühlen und das Wollen in der Entwicklung vom Kinde selbst voll ergriffen wird, wandelt sich der sogenannte Kopffüßler in den gemalten Bildern in ein getreues Abbild der menschlichen Gestalt mit Kopf, Rumpf, Armen und Beinen, ja sogar fünf Fingern an jeder Hand, was der Beweis ist, dass das Kind nunmehr reif für die Schule ist. Natürlich ist das nicht das einzige Kriterium und es kann auch schon früher auftreten, dann aber meist, wenn man die Eigendynamik versucht hat zu beeinflussen.

Geistiger Reifungsprozess

Will man die zuvor beschriebenen Abschnitte als körperlichen und seelischen Reifungsprozess vom Kleinkind zum Schulkind ansehen, so kommt mit dem letzten Drittel des ersten Jahrsiebts noch etwas hinzu, was wir auch als einen geistigen Reifungsprozess erleben können. Das Kind beginnt zunächst die Dinge zu hinterfragen, was einem echten Forschertrieb entspricht. Wer kennt nicht die vielen «Warum?»-Fragen, die eine Erziehungsperson ganz schön ins Schwitzen bringen können. Hier wird nach dem absoluten Grund und

Sinn einer Sache geforscht. Was zuvor von der Umwelt erfahren wurde über die Sinne, wird nunmehr innerlich verarbeitet und darüber reflektiert. Dazu kommt es oft zu den erstaunlichsten Feststellungen und Fragen: «Mama, eigentlich hat der Arm auch ein Knie.» Nun ist es an der Reihe der Mutter, «Warum?» zu fragen. «Ja, weil der Ellenbogen genauso funktioniert wie das Knie am Bein.» Oder: «Wer ist eigentlich der Vater vom lieben Gott?»

Lernen

Der geistige Reifungsprozess verläuft beim Menschen in einer ganz erstaunlichen Weise. Eine gängige Vorstellung ist, dass durch den Lernvorgang Informationen im Gehirn des Menschen abgespeichert werden, ähnlich wie das bei der Festplatte eines Computers der Fall ist, die jederzeit wieder abrufbar sind und auf die auch jederzeit neue Updates geladen werden können. Dass an diesem Prozess jedoch nicht nur das Gehirn, sondern der ganze Mensch beteiligt ist, vergisst man dabei oft. So wurde z. B. festgestellt, dass ein Lernvorgang dadurch gesteigert werden kann, wenn er mit einem Bild bzw. einer Empfindung verbunden wird. Bei der Werbung durch Reklame greift man auf diese Tatsache zurück, es gibt aber auch Lernprogramme, die auf dieser Basis aufgebaut sind.

Wie oft erlebt man beim Kinde, aber auch bei sich selber, dass bestimmte Informationen im ersten Moment noch gar nicht ganz verstanden werden, weil das Gefühl nicht mit daran beteiligt war. Auf tragische Weise kann das erlebt werden beim Überbringen einer schlechten Nachricht, wo es eine ganze Zeit braucht, bis der Betreffende das Ausmaß dieser

Nachricht erfasst hat. Die sogenannte Eigenwilligkeit des Kindes, die fälschlicherweise oft als Ungezogenheit gedeutet wird, ist eigentlich die Folge davon, dass eine Information noch nicht ganz bis in den Willen hinuntergedrungen ist.

Genauso effektiv ist es auch, wenn ein Lernvorgang mit rhythmischen Bewegungen verknüpft wird. Auf diese Weise lässt sich ein Vers oder ein Gedicht viel besser auswendig lernen. Es ist also nicht nur das Gehirn allein verantwortlich für die Aneignung von Wissensinhalten, sondern genauso auch das Gefühl und der Wille des Kindes. Eine Information muss also erst einmal über Augen und Ohren, d. h. im Grunde genommen über alle Sinnesorgane aufgenommen werden, dann mit dem Gefühl durchdrungen werden und schließlich durch einen Willensakt wieder reproduzierbar sein bzw. in die Tat umgesetzt werden können.

Dabei spielt die grob- und feinmotorische Bewegung des Kindes eine entscheidende Rolle. Rhythmische Reigenspiele, in denen das Kind sich nach bestimmten Anordnungen bewegen lernt, aber auch Fingerspiele, welche die Fingerfertigkeit fördern, haben ihre Rückwirkung auf das Gehirn und bilden nicht nur die motorischen Zentren, sondern auch die sensorische hintere Zentralwindung und das Sprachzentrum aus. Damit hat die Bewegung auch einen unmittelbaren Einfluss auf die Sprach- und Denkentwicklung des Kindes.

Durch kompliziertere Untersuchungen konnte auch festgestellt werden, dass Kinder unterschiedlich mit ihren beiden Hirnhälften «denken». Dabei zeigte sich, dass in der rechten Hirnhälfte mehr das phantasievolle, dreidimensionale Denken beheimatet ist und in der linken Hirnhälfte mehr die analytische Seite des Denkens sich abbildet. Sollen beide Varianten in einem möglichst ausgeglichenen Zustand sich befinden, dann kann man sich vorstellen, dass harmonische und symmetrische Bewegungen eine ausgleichende Wirkung auf beide Gehirnhälften haben können.

All diese Lernprozesse brauchen Zeit und auch häufige Wiederholungen. Ein Kind in dem Alter kann nicht oft genug immer wieder die gleiche Geschichte hören, ohne dass es ihm langweilig wird. Es hat ein Bedürfnis, die Vorgänge immer wieder neu zu «bahnen», bis sie schließlich in Fleisch und Blut übergegangen sind. Dieser Ausdruck besagt eigentlich, dass der ganze Sinnes- und Lernprozess in dieser Kindheitsphase zunächst einmal leibaufbauend und organbildend ist. Je tiefer und gründlicher ein Kind diese Prozesse durchmachen kann, desto besser ist nachher seine Auffassungsgabe und sein Denkvermögen. Je mehr es jedoch mit analytischen Gedankengängen und Scheinbildern aus der virtuellen Welt konfrontiert ist, desto weniger kann sich der kindliche Körper so entwickeln, wie es notwendig ist, um ein selbstbestimmtes und freies Leben zu führen.

Computerprogramme für Kleinkinder, die mit einfachem Mausclick zu bedienen sind, lassen keine Wahl der freien Entscheidung, töten die kindliche Phantasie ab oder lenken sie in eine Richtung, die nichts mehr mit der lebendigen und wirklichen Umwelt des Kindes zu tun hat. Bilder und Erlebnisse, wie sie aus der Natur und in der Begegnung zwischen Menschen entstehen, können prägend für die menschliche Entwicklung sein. Sie bleiben nicht nur in der Erinnerung haften, sondern wirken hinein bis in die körperliche Ausbildung der Organe. Anders könnte man nicht erklären, dass Kinder, die in einer natürlichen und von Liebe getragenen Umgebung aufwachsen, im späteren Leben eine gesunde Widerstandskraft (Resilienz) entwickeln.

V. Der Rhythmus und seine Bedeutung für das kleine Kind

Die erste Zeit nach der Geburt – einen Rhythmus finden

Die erste Zeit des Kindes nach der Geburt ist geprägt durch die gewaltige Umstellung, die es vom intrauterinen zum extrauterinen Leben machen muss. Während der Schwangerschaft war es noch in einem geborgenen Zustand, in dem es eigentlich ohne sein Zutun mit allem versorgt wurde, was es zum Leben, Wachsen und Gedeihen brauchte. Im extrauterinen Leben ist das nun alles anders, das Kind wird zwar noch weiterhin umsorgt und gepflegt, es muss jedoch Eigenaktivität entwickeln, um sich dem allgemeinen Leben anzupassen. Nicht nur für das Kind selber, sondern auch für die ganze Familie ist diese Zeit besonders intensiv und bestimmt durch viele Neuerungen, die mit einer solchen Umstellung verbunden sind. Vor allem, wenn es das erste Kind ist, stellen sich immer wieder die Fragen:

- Wie kann ich Sicherheit gewinnen, dass es meinem Kind gut geht? Woran erkenne ich das?
- Welche Art von Schreien ist harmlos, wann muss ich aufpassen und sogar den Arzt aufsuchen?
- Was ist zu tun, wenn mein Baby ständig oder auch nur für Stunden schreit und es nicht zu beruhigen ist?
- In welchem Rhythmus muss ein Säugling gestillt werden?
- Wie viel Schlaf braucht ein Säugling?

Wenn man diesen berechtigten Fragen nachgeht, wird man merken, dass sie vielfach mit einem ausgewogenem Verhältnis zwischen Gesundheit und Krankheit, zwischen Schlafen und Wachen, zwischen Hunger und Gesättigtsein zu tun haben. Dieses Verhältnis findet sich in einem gesunden Hin- und Herschwingen zwischen Gegensätzen, in einem gesunden Rhythmus wieder.

Deswegen ist es wichtig, auf die Bedeutung des Rhythmus im Leben, vor allem auch auf die Bedeutung des Rhythmus in der ersten Anpassungszeit des Säuglings einzugehen.

Vorgeburtliche Rhythmen

Das Kind ist schon vor der Geburt in einen gewissen Rhythmus eingebunden. Ein Loslösen durch die Geburt ist geradezu wie ein Sprung ins kalte Wasser.

Während der Schwangerschaft befindet sich das Ungeborene in einer wohligen Wärme, schwimmend im Fruchtwasser, wodurch es die Auftriebskraft erhält und nicht der Schwerkraft unterliegt. Das rhythmische Pulsieren und Rauschen der Bauchschlagader der Mutter wird von dem Embryo über die ganze Zeit der Schwangerschaft wahrgenommen, auch alle Veränderungen, die im Pulsschlag der Mutter bei Freude oder bei Leid vor sich gehen.

Dazu im Gegensatz steht die fast doppelt so schnelle Herzfrequenz des Kindes. Fast kann man von einer rhythmischen Musik sprechen, in der die Herzfrequenz der Mutter mit der Herzfrequenz des Kindes korrespondiert. Hinzu kommt noch das Verhältnis der Herzschläge von Mutter und Kind zur Atemfrequenz der Mutter, die für das Embryo zu spüren ist in dem rhythmischen Heben und Senken des Zwerchfells bei jedem Atemzug. Auch alle Bewegungen der Mutter beim Gehen und Hantieren werden rhythmisch durch ihre Bauchwand und das Fruchtwasser auf das Kind übertragen. Die Ruhe in der Nacht und die Tätigkeit am Tage lassen auch für das Kind im Mutterleibe im übertragenen Sinne einen Tag/Nacht-Rhythmus erkennen.

Selbst die Geburt ist von einem rhythmischen Geschehen begleitet, das allerdings nicht mehr in der gewohnten Wiederholung stattfindet, sondern in einem beschleunigten Rhythmus der Wehentätigkeit, die an Frequenz zunimmt und sich stark auf das Befinden des Kindes und auf seine Herzfrequenz auswirkt. So kann man bei jeder eintretenden Wehe auch gleichzeitig ein Absinken der Herzfrequenz beim Kind wahrnehmen; sobald die Wehe vorbei ist, erholt sich der Herzschlag wieder und das Kind hat wieder einen normalen Rhythmus von 120 Schlägen pro Minute.

Nachgeburtliche Rhythmen

Ist das Kind dann geboren, fallen viele der vorgegebenen Rhythmen, welche es durch den Organismus der Mutter wahrgenommen hat, weg. Nun muss es sich in einen eigenen Rhythmus hineinfinden, den es seinem eigenen Organismus und der Umwelt ablauscht. Da sind zunächst einmal die Atmung, welche während der Schwangerschaft noch nicht in Funktion war, aber auch die eigene Herzfrequenz, der Schlaf/Wach-Rhythmus, der Verdauungsrhythmus sowie die Rhythmen der verschiedenen Hormonausschüttungen, z. B. der Nebennierenrinde oder gar der Reproduktionsorgane.

Diese Rhythmen sind nicht willkürlich, sondern stehen in engem Zusammenhang mit Rhythmen, wie wir sie im Sonnenrhythmus, ja sogar dem Mondrhythmus wiederfinden können. Der Wechsel von Tag und Nacht hat eine besondere Wirkung auf das Leben des Menschen überhaupt, die Aktivität am Tage, bei lichtem Sonnenschein, und die Ruhephase in der dunklen Nacht. Ein ständiges Leben in der Finsternis, wie es z. B. nördlich des Polarkreises in den Wintermonaten der Fall ist, hat nicht nur Auswirkungen auf das rhythmische Geschehen im menschlichen Organismus, sondern auch auf seine seelischen Stimmungen. Demgegenüber wirkt das helle Tageslicht, insbesondere das Sonnenlicht, stimmungsaufhellend bei Menschen, welche zu depressiven Stimmungen neigen. Aber auch der Mondenrhythmus zeigt nicht nur im Geschehen von Ebbe und Flut, sondern auch im Monatszyklus der Frau noch seine Widerspiegelung.

Rudolf Steiner weist darauf hin, dass der Mensch 25 920 Atemzüge am Tag macht, d. h. in 24 Stunden bei einer Atemfrequenz von 18 Atemzügen pro Minute. Das entspricht genau dem platonischen Weltenjahr, welches 25 920 Jahre umfasst, in der die Sonne durch alle 12 Tierkreiszeichen hindurchgewandert und wieder an ihren Ausgangspunkt zurückgelangt ist. An einem solchen Zahlenbeispiel zeigt sich die Übereinstimmung von menschlichen Rhythmen mit großen kosmischen Rhythmen, die den Menschen als eine Art Mikrokosmos dem Makrokosmos gegenüberstellt.

Wir können drei große Lebensbereiche unterscheiden, in denen das Kind nach seiner Geburt langsam lernen muss, mit einzuschwingen in die physiologischen Rhythmen, die unser Leben bestimmen.

Der erste Bereich ist bestimmt durch diejenigen Rhythmen, die wir am deutlichsten wahrnehmen können, nämlich den Herzrhythmus und den Atemrhythmus. Beide haben ihren Ursprung in der Mitte des Menschen, dort wo Herz und Lunge sich befinden, was auch das rhythmische System genannt werden kann. Hier findet der Ausgleich statt zwischen dem Nerven-Sinnes-Pol und dem Stoffwechsel-Gliedmaßen-Pol. Erst im Laufe der Kindheit wird die Herzfrequenz von 120 Schlägen pro Minute langsamer und pendelt sich auf Werte um 76 pro Minute ein. Bei der Atemfrequenz ist es ebenfalls so, dass anfänglich die Atemzüge noch relativ schnell sind, etwa um 40 pro Minute, und langsam, je älter das Kind wird, auf Werte um 18 in der Minute sich einpendeln.

Der zweite große Lebensbereich, in dem auch ein rhythmisches Geschehen eine Rolle spielt, ist der Bereich der Nahrungsaufnahme und der Verdauung. Auch hier ist der Rhythmus anfänglich schneller und wird langsamer, je älter das Kind wird. Anfänglich kann es noch sein, dass das Kind zehn bis zwölf Mahlzeiten pro 24 Stunden braucht, unabhängig vom Tag/Nacht-Rhythmus.

Die Aufnahme der Muttermilch über den Mund, durch rhythmisches Saugen des Säuglings, wird fortgesetzt durch peristaltisch-rhythmische Bewegungen des gesamten Verdauungstraktes, was wiederum auch zu regelmäßigen Entleerungen des Darmes führt. Dieser Rhythmus ist sehr großen Schwankungen unterworfen und findet erst langsam seine Regelmäßigkeit. Oft ist die Säuglingszeit geprägt durch das Ringen um den richtigen Verdauungsrhythmus.

Der dritte Lebensbereich ist durch den Schlaf / Wach-Rhythmus gekennzeichnet. Zu Beginn des Lebens scheint das Kind nur zu schlafen und nur kurzfristig aufzuwachen, um Nahrung zu sich zu nehmen. Später werden die Wachphasen länger und länger, bis dann schließlich das kleine Kind nur ein oder zwei Mal am Tag für kurze Zeit ein kleines Schläfchen hält. Diese Entwicklung steht im engen Zusammenhang mit der Bewusstseinsentwicklung des kleinen Kindes.

In diesem ganzen Geschehen zeigt sich, wie das Kind im Laufe seiner Entwicklung ein allmähliches Einschwingen seines eigenen biologischen Rhythmus in den allgemeinen Rhythmus, wie er in der Umwelt und im Kosmos sich abspielt, vollbringen muss. Dies gelingt nicht immer reibungslos, und es besteht die große Aufgabe darin, das Kind seinen ihm eigenen Rhythmus finden zu lassen, ohne zu sehr einzugreifen, aber auch ohne es ganz dem Zufall zu überlassen.

Herzrhythmus

Viele Hindernisse können dabei im Wege stehen. Wenn wir noch einmal die Herzfrequenz betrachten, dann können wir beobachten, dass sie durch die verschiedensten äußeren Einwirkungen beeinflusst werden kann. Wenn die Herzfrequenz des kleinen Säuglings mehr als 120 Herzschläge pro Minute aufzeigt, kann das die verschiedensten Ursachen haben, wie z. B. eine Schilddrüsenüberfunktion oder gar eine Störung im Reiz-Leitungssystem des Herzens z. B. bei einem noch unbekannten Herzfehler. Bei Vorliegen einer solchen Störung muss selbstverständlich mit medizinischen Maßnahmen eingegriffen werden.

Aber auch das Umgekehrte kann der Fall sein, nämlich dass die Herzfrequenz unter 100 Schlägen pro Minute liegt, wie das beim Erwachsenen normal ist, jedoch beim jungen Säugling eindeutig ein Zeichen für ein krankhaftes Geschehen sein kann. Das kann z. B. durch eine Infektion verursacht sein oder andere gravierende Störungen, die Herz und Lunge des kleinen Kindes betreffen. Weniger gefährlich, ja sogar normal ist eine Steigerung der Herzfrequenz z. B. bei lautem Schreien oder ein Absinken in tiefem Schlaf.

Daraus ergibt sich schon, dass in der Umgebung und in der Zeitgestaltung des Kindes für gesunde Verhältnisse gesorgt werden muss, damit es sich in seinem kleinen Körper wohlfühlen kann. Durch rechtzeitiges Stillen des Hungers, aber auch Regulierung der Wärmeverhältnisse (Kleidung, Raumtemperatur und Zudecken) wird für das Wohlbefinden des Kindes gesorgt, damit es nicht allzu stark den verschiedenen Extremen unterworfen ist.

Atemrhythmus

Schauen wir auf die Atemverhältnisse nach der Geburt, dann können wir feststellen, dass die Aufnahme der Atmung eine der gefährdetsten Momente zu Beginn des Lebens ist. Der erste Atemzug wird ausgelöst durch äußere Reizung, wie z. B. den plötzlichen «Kälteschock» nach der Geburt, wenn das Kind aus der wärmenden Mutterhülle herausschlüpft, sowie durch den Anstieg von Kohlendioxid im Organismus des Neugeborenen, welcher durch die noch nicht aufgenommene Atmung über die Lunge entstanden ist.

Erst diese «bedrohliche Situation» ruft die Stimulation

des Atemzentrums hervor. So wird der erste Atemzug ausgelöst, und damit ein Anstoßen eines Rhythmus, der nie mehr im Leben aufhört, sich höchstens verändert, je nach körperlicher Tätigkeit, nach seelischer Stimmungslage und nach Alter des Menschen. Die Atemfrequenz hat damit auch Einfluss auf die Herzschläge des Kindes, die sich bei der Einatmung beschleunigen und nach einer kurzen Umkehrpause zur Ausatmung hin wieder kaum merklich verlangsamen. Bei starker Ausprägung wird dies als eine respiratorische Arrhythmie bezeichnet.

Die Atmung kann aber auch beeinflusst werden durch das Schreien und dazwischen wieder Luftholen des Kindes, welches eigentlich einer forcierten Atmung entspricht und den regelmäßigen Atemrhythmus unterbricht. Auch durch Freude kann die Atemfrequenz gesteigert werden oder durch den Schlaf auf langsamere Werte zurücksinken. Ganz besonders durch Krankheiten der oberen Luftwege, wie sie schon im kleinsten Kindesalter vorkommen können, wird der regelmäßige Atemstrom und das damit verbundene Wohlbefinden des Kindes stark beeinflusst. Eine Entzündung der Bronchien kann zu einer erschwerten Ausatmung führen, die mit Atemnot verbunden ist, das Kind kommt dadurch in einen ängstlichen Zustand herein, wo in jedem Falle ärztliche Hilfe notwendig ist. In solchen Zuständen ist die Ausatmung vor allen Dingen stark verlängert und die in der Lunge verbleibende Luft führt zu einer Aufblähung der Lungen und damit zu der Schwierigkeit, frische, sauerstoffreiche Luft einzuatmen (kindliches Asthma).

Ebenfalls im frühen Kindesalter kann das Umgekehrte eine große Rolle spielen, dass nämlich durch eine entzündliche Verengung der Luftröhre die Luft mit einem ziehenden

Ton eingeatmet wird (inspiratorischer Stridor bei dem sogenannten Pseudokrupp). In beiden Fällen können wir wahrnehmen, wie eigentlich um das Gleichgewicht von Aus- und Einatmung in rhythmischer Abfolge gerungen wird, einmal zuungunsten der Einatmung und einmal zuungunsten der Ausatmung.

So drückt sich mit Beginn des ersten Atemzuges und seiner rhythmischen Modulation in Aus- und Einatmung während des ganzen wechselvollen Lebens, neben den physiologischen Gegebenheiten, auch etwas Seelisches aus, was nicht zu Unrecht als Einzug der Seele in den menschlichen Leib mit dem ersten Atemzug und auch wieder als ein Verlassen desselben mit dem letzten Atemzug, der in der Ausatmung endet, empfunden werden kann.

Nahrungsrhythmus

Nach der Geburt wird auch die gesamte Nahrungsaufnahme und Verdauung des Säuglings in Gang gebracht; vorher war sie in diesem Sinne noch gar nicht vorhanden. Während der Schwangerschaft erfolgte die Ernährung mit allen notwendigen Nahrungsstoffen kontinuierlich über die Nabelschnur. Dieser Strom wurde nicht unterbrochen, sondern nur durch rhythmisches Pulsieren in der Nabelschnur beeinflusst. Diese Form der Nahrungszufuhr fällt nun nach der Geburt weg, das Kind muss sich über rhythmisches Saugen mit dem Mund an der Mutterbrust ernähren. Ein Vorgang, der immer wieder durch größere Pausen unterbrochen wird.

Damit wird auch der Darm in peristaltische Bewegung versetzt, d. h. es erfolgt eine rhythmische Kontraktur der

Darmwand, die langsam vom Zwölffingerdarm bis hin zum Enddarm sich fortbewegt (Darmperistaltik). Auch ein solcher Rhythmus muss langsam gefunden werden und bildet sich allmählich in den ersten vier bis sechs Lebenswochen des Kindes aus. Die Ausscheidung, die zuvor im Mutterleibe noch nicht stattgefunden hat, kommt nach der Geburt allmählich in Gang, zunächst durch Ausscheiden des sogenannten Kindspechs und dann des normalen Muttermilchstuhles. Auch hierbei gibt es große Unterschiede, vor allem beim älteren gestillten Säugling, der bis zu 8 oder 10 Mal am Tag die Windeln voll haben kann, aber auch bis zu 10 oder sogar 14 Tagen gar keinen Stuhlgang haben kann, ohne dass es seine Verdauung in irgendeiner Weise beeinträchtigt.

Stillen

Auch das Saugen an der Mutterbrust ist ein rhythmisierter Vorgang. In rhythmischer Abfolge erzeugt der Säugling mit Lippen, Zunge und Gaumen ein Vakuum, das die Muttermilch nicht aus der Brust mechanisch herauspresst, sondern in den meisten Fällen schonend «in Fluss» bringt. Störungen in diesem normalen physiologischen und im Grunde genommen einfachen Vorgang kommen relativ häufig vor, sei es, dass der Säugling den von der Natur aus gegebenen Saugreflex nicht richtig ausgebildet hat oder dass die Mutterbrust für diesen Vorgang nicht genügend vorbereitet ist.

In über 90 Prozent der Fälle gelingt es jedoch (manchmal nach anfänglichen Schwierigkeiten auf beiden Seiten), dass das Stillen zu einem der wunderbarsten Ereignisse werden kann, das sich zwischen Mutter und Kind abspielt. Da dieser natürliche Vorgang immer weniger selbstverständlich verläuft, gibt es dankenswerterweise professionelle Stillberaterinnen, die sich zur Aufgabe gemacht haben, den Müttern in dieser heiklen, aber auch wichtigen Phase beratend zur Seite zu stehen.

Eine falsche Stilltechnik, die zum Luftschlucken des Säuglings führt, kann häufig die Hauptursache für die sogenannten Trimenonkoliken sein.

Nach einer schweren Geburt (Vakuumextraktion, Zange, Asphyxie) oder aber auch durch zu starke Lärmbelästigung in der Umgebung des Säuglings kann es zu einer Überreizung des Nervensystems kommen, die wiederum zu Unruhe und Schreien führt. Mit äußeren Anwendungen, wie z. B. Baucheinreibungen mit Kamillenöl oder Oxalissalbe oder auch Babymassagen mit Blütenölen wie z. B. Lavendelöl, Malvenöl, Arnikaöl oder Calendulaöl, kann wohltuend auf diese Störungen eingegangen werden.

Gesundender Rhythmus

Es werden aber auch durch eine ausgeglichene und gesunde Umgebung sowie eine sensible, auf die Bedürfnisse des Kindes eingehende, rhythmische Zeitgestaltung Bedingungen geschaffen, dass sich das kleine Kind in seinem Körper wohlfühlen kann. Dafür sorgt auch ein rechtzeitiges Stillen des Hungers, eine sorgfältige Regulierung der Wärmeverhältnisse (Kleidung, Raumtemperatur und Zudecken im Bettchen) sowie eine Reizabschirmung gegen unnötigen Lärm, zu starkes Licht und Luftzug. So kann in idealer Weise dazu beigetragen werden, dass der Lebenssinn des Kindes, der ihm hilft, besser seinen Körper zu ergreifen und sich in ihm zurechtzufinden, gestärkt werden kann.

Damit ist die Voraussetzung für eine körperliche und seelische Gesundheit des heranwachsenden Menschen gegeben, eine Salutogenese im echten Sinne.

Schlaf/Wach-Rhythmus

Der richtige Schlaf/Wach-Rhythmus beim Säugling und Kleinkind ist mit entscheidend für das weitere Wachsen und Gedeihen. Wer sagt uns jedoch, was richtig und gut für das Kind ist? Auch hier liegen die Vorstellungen, wie es sein sollte, in der Realität weit auseinander. Versuchen wir zurückzugehen in die Zeit vor der Geburt, in der das Kind noch ganz von äußeren Störfaktoren wie Lärm, Licht, extremer Wärme oder Kälte etc. abgeschirmt war, dann können wir beobachten, dass in der Schwangerschaft ein natürlicher Schlaf-Wach-Rhythmus des Kindes vorhanden war, der teilweise mit dem der Mutter korrespondiert, teilweise aber auch durch viel kürzere Schlafphasen geprägt ist, die sich wiederum mit ebenso kurzen Wachphasen ablösen.

Nach der Geburt ist die permanente Dunkelheit, die vorher im mütterlichen Leib geherrscht hat, abgelöst durch das Tageslicht und die Dunkelheit der Nacht, deren Wechsel im Laufe des Jahres wiederum einem Rhythmus unterworfen ist. So braucht der Mensch in der Regel im Sommer weniger Schlaf als im Winter, und in der Tierwelt gibt es sogar die Winterschläfer, die den ganzen Winter hindurch schlafen.

Auch beim Kind ist dieser Rhythmus sehr individuell und lässt sich in kein Schema pressen. Wenn ein Säugling die Nacht zum Tage macht oder umgekehrt, so ist das häufig bereits ein konstitutionelles Problem, d. h. die eigentlich in diesem Alter vorherrschende Stoffwechsel- und Verdauungstätigkeit wird überlagert von einer zu starken Wachheit und Nerven-Sinnestätigkeit. Auch organische Ursachen sind häufig der Grund, warum ein Kind in der Nacht sehr unruhig ist oder keinen Schlaf finden kann.

Dazu gehören in erster Linie Bauchkoliken, welche entweder mit der Ernährung zusammenhängen oder aber auch durch Luftschlucken verursacht sind. Nicht zu vergessen sind auch andere Schmerzen, wie z. B. Ohrenschmerzen, die schon beim sehr kleinen Kinde auftreten können und immer dann, wenn man es hinlegen will, sich besonders stark äußern. Ab dem 4. Monat etwa kommen dann noch die Zahnungsbeschwerden dazu, die dem Kinde den Schlaf rauben können. Zuletzt aber haben eigentlich alle Störungen im Ablauf des Tages, die gegen den gewohnten Rhythmus gegangen sind, ein gestörtes Einschlafen oder eine sehr unruhige Nacht zur Folge.

Idealerweise werden bei einem gesunden Kind mit zunehmendem Alter die Schlafphasen mehr und mehr unterbrochen durch zunächst kurze Wachphasen, die sich dann immer mehr ausdehnen, sodass ein Kindergartenkind vielleicht nur noch in der Mittagszeit eine Ruhepause benötigt und in der Nacht zehn bis zwölf Stunden durchschläft.

Schlafstörungen

Schlafstörungen kommen auch im Kindesalter immer häufiger vor und können sowohl das Kind als auch die ganze

Familie an ihre Grenzen bringen. Eine Behandlung hat viele Aspekte zu berücksichtigen. Wichtig ist, auf jeden Fall, den vorangegangenen Tagesablauf noch einmal Revue passieren zu lassen, wobei manche Ängste abgebaut, Missverständnisse geklärt werden können und dem Kind das Vertrauen in die Welt und ihre göttliche Führung wiedergegeben werden kann. Dies lässt sich mit einem Lied und einem Abendgebet dann abschließen.

Vielleicht sind aber auch die vielen Einflüsse der Umgebung, die das Kind visuell und auditiv wahrnimmt, zu stark gewesen, dann sollte etwas im Tagesgeschehen geändert werden. Beim Säugling ist vor allem ein zu frühes Herausgehen in die Natur oder sogar in den Straßenlärm einer Großstadt unter Umständen problematisch und kann sich nicht nur auf den Schlaf/Wach-Rhythmus des Kindes, sondern auch auf seinen Ernährungsrhythmus und seinen Atemrhythmus auswirken.

Aus diesem Grunde ist das frühere «Himmelbett» nicht ein Zurückfallen in alte Sitten und Zeiten, sondern dient der Reizabschirmung des Säuglings, damit er von Anfang an nicht durch zu viel äußere Reize abgelenkt wird und sich ganz seiner aufbauenden Tätigkeit im Organismus widmen kann.

Auch das anfänglich noch reflektorische Strampeln der Beine kann den Säugling sehr stark in Unruhezustände versetzen, die wiederum ihn am Schlafe hindern wollen. Auch das Schreien kann durch solche motorische Unruhezustände verstärkt werden. Wickelt man die Beine leicht ein mit einem Wickeltuch, oder hält sie leicht fest, z. B. auf dem Arm der Mutter, dann findet der Säugling häufig seine Ruhe wieder und kann dadurch sogar den Schlaf wieder finden.

Aus diesen Betrachtungen ist zu entnehmen, dass vor allem die erste Lebenszeit des Kindes geprägt ist durch ein rhythmisches Geschehen in allen drei Bereichen des menschlichen Organismus, dem Nerven-Sinnes-System, dem Stoffwechsel-Gliedmaßen-System und dem Rhythmischen System selber. Ein allmähliches sich Hineinfinden in die Gesetzmäßigkeiten der verschiedenen rhythmischen Vorgänge sowie eine Unterstützung und Begleitung in diesem Sinne hilft dem Kinde die unglaubliche Aufbau- und Entwicklungsarbeit an seinem Organismus zu vollziehen. Die Kenntnis dieser Rhythmen und auch der Hindernisse, die ihnen entgegenstehen, kann es ermöglichen, dass die heilende Wirkung des Rhythmus, vor allem in der ersten Kindheitsphase nach der Geburt, zur vollen Entfaltung kommen kann. Man kann gewahr werden, dass der Rhythmus im Leben eines kleinen Kindes – aber nicht nur bei diesem – eine große Hilfe sein kann in der Bewältigung der Alltagsaufgaben. Auf diese Weise hat er auch eine positive Wirkung auf die gesunde Entwicklung des Kindes. Ähnlich wie eine rhythmisch dosierte Kraftanstrengung «Berge versetzen» kann, so entwickelt auch der Rhythmus eine große Kraft für die gesunde Entwicklung des Kindes.

VI. Das Schulkind

Vor dem Schulanfang

Die Schulzeit des Kindes beginnt, wenn die ersten Zähne anfangen zu wackeln oder bereits ausgefallen sind. Stolz zeigt ein Kind seinen wackelnden Zahn. Meist bewahrt es den ersten ausgefallenen Zahn sorgfältig in einem kleinen Schächtelchen auf, um ihn jedem zu zeigen, der sein Interesse daran bekundet.

Ist das der einzige Grund, ein Kind in die Schule zu schicken? Wohl kaum.

Die Grenzen zwischen Vorschule und Schule werden heute nicht mehr so stark gezogen. Vieles, was früher dem Kind in den ersten Schuljahren vermittelt wurde, ist bereits Gegenstand des «Unterrichts» im Kindergarten. Von seiner Auffassungsgabe her könnte ein vier- bis fünfjähriges Kind in der gebotenen Zeit und mit entsprechender Zuwendung der Kindergärtnerin bzw. Vorschulpädagogin mühelos das Rechnen und Schreiben lernen. Von staatlicher Seite wird dies auch immer mehr durchgesetzt, sodass es heute schon schwer ist, Argumente dafür zu finden, warum man das Kind noch im Kindergarten lassen möchte.

Die normale Begabung eines Kindes, nach der man bemessen könnte, wann der Zeitpunkt gegeben ist, dass es in die Schule gehen kann, gibt es eigentlich nicht. Jedes Kind macht seine eigene individuelle Entwicklung durch und erreicht auf verschieden langen Wegen oder Umwegen sein

Ziel. Die zunehmende Anzahl von aufmerksamkeitsgestörten Kindern macht es sogar erforderlich, dass an den meisten Primarschulen in der Schweiz sogenannte Einführungsklassen existieren, in denen ein Kind in zwei Jahren den üblichen Stoff der ersten Klasse durchnehmen kann und das auch noch in einem viel kleineren Klassenzusammenhang, wo der Lehrer viel eher auf die individuellen Bedürfnisse des Kindes eingehen kann. Vielfach sind die Kinder nach dieser Zeit erst richtig schulreif für die Anforderungen, die nun in der 2. Klasse auf sie zukommen.

In einer Waldorfschule wird viel weniger Wert auf die intellektuelle Leistungsfähigkeit eines Kindes in diesem Alter gelegt als vielmehr auf seine körperliche und seelische Reife. Diese hängt – wie wir gesehen haben – damit zusammen, ob das Kind genügend Zeit hatte, zu spielen, sich zu bewegen, zu lachen, Freundschaften zu schließen und seine Phantasiekräfte in einer mehr bildhaften und nicht analytisch-intellektuellen Welt zu üben. Anders ausgedrückt: für die Schulreife ist es wichtig, dass das Kind Denken, Fühlen und Wollen auf einer ersten Stufe der Entwicklung entfalten konnte. Das macht sich in seinen Bewegungen und in seinem körperlichen Erscheinungsbild bemerkbar.

Schulreife – Zahnwechsel

Ein schulreifes Kind hat gelernt, seine Bewegungen zu koordinieren, für einige Zeit auf einem Bein zu stehen, ohne zu wackeln, die rechte von der linken Hand zu unterscheiden und nach Aufforderung das Ohr der gegenüberliegenden Seite anzufassen und, ohne aus dem Gleichgewicht zu kommen, auf einer Linie zu laufen wie ein Seiltänzer auf dem Seil hoch oben im Zirkuszelt. Es kann ein randvoll gefülltes Glas Wasser ohne zu verschütten von einem Zimmer in das andere tragen. Es kann einen dreigliedrigen Menschen aufs Papier malen mit Kopf, Rumpf und Gliedmaßen, wobei mit liebevoller Genauigkeit dann noch Augen, Nase, Mund und eventuell sogar Ohren und Haare hinzugefügt werden. An jeder Hand des gezeichneten Strichmännchens sind fünf Finger sorgfältig eingezeichnet, und der Schornstein auf dem schrägen Dach des Hauses steht nun nicht mehr im rechten Winkel zum Dach, sondern richtet sich unabhängig von der Schräge des Daches senkrecht empor. Viele andere Dinge werden auf einmal mit einer großen Selbstverständlichkeit beherrscht, und es ist Aufgabe des Schularztes, den Stempel darunter zu setzen, dass das Kind schulreif ist.

Ganz nebenbei werden dabei natürlich eine körperliche Untersuchung durchgeführt und, wenn nötig, weitere diagnostische und/oder therapeutische Schritte in die Wege geleitet.

Nicht zuletzt spielt dabei auch der Zahnwechsel eine Rolle, denn die Zähne sind ein wichtiger Indikator für die Entwicklung des Kindes. Das Ausfallen der Milchzähne ist wie ein Hintersichlassen von Entwicklungsschritten, die nun nicht mehr relevant sind. Vielleicht werden auch damit andere lieb gewordenen Gewohnheiten, die dem Kleinkindalter angehören, wie z. B. das Daumenlutschen, stillschweigend abgelegt.

Interessanterweise findet man häufig bei Jugendlichen, ja sogar erwachsenen Menschen mit einer Entwicklungsstörung noch Milchzähne, die das Hervorkommen der bleibenden Zähne verhindern. Den sogenannten Weisheitszähnen, die häufig bis nach dem 20. Lebensjahr noch auf sich warten lassen können, gehen keine Milchzähne voraus.

Sind alle diese Hürden genommen, kann das Kind seine Schultasche packen und endlich den ersten Schritt in die Welt der «Großen» machen. Häufig wird dieser Übergang mit einer kleinen Feier und einer Schultüte voll Süßigkeiten und anderer besonderer Sachen begangen.

7. bis 9. Lebensjahr

Die jetzt folgende Zeit bis hin zur Pubertät ist wieder geprägt von einem Dreierschritt, durch den nochmals auf wiederum neue Weise die Seelenqualitäten Denken, Fühlen und Wollen ergriffen werden.

«Man hat gerade in dieser Zeit Gelegenheit, die wunderbare Entfaltung der Individualkräfte ins Auge zu fassen. Und der Mensch würde später, wenn er diese Entwicklung fortsetzen würde und wenn er mit dieser Entfaltung ins spätere Leben hineintreten würde, ein furchtbar abweisendes Wesen sein, er würde stumpf gegenüber der Außenwelt. Aber in dieser Zeit baut er sich schon seinen dritten Körper auf, der mit der Geschlechtsreife zum Vorschein kommt. Der wird wiederum unter Berücksichtigung der Kräfte in der irdischen Umgebung aufgebaut.

Dasjenige, was als Beziehung der Geschlechter auftritt, ist nicht das Ganze; das Überschätzen in dieser Beziehung ist nicht nur eine Folge unserer materialistischen Anschauungen. In Wirklichkeit sind alle Beziehungen zur Außenwelt, die mit der Geschlechtsreife auftreten, im Grunde genommen gleichgeartet. Man sollte daher im Grunde sprechen von einer Erdenreife, nicht von einer Geschlechtsreife, und sollte unter die

Erdenreife stellen die Sinnenreife, Atemreife, und eine Unterabteilung sollte auch sein die Geschlechtsreife. So ist der Tatbestand wirklich. Da wird der Mensch erdenreif, da nimmt der Mensch das Fremde wieder in sich hinein, da erlangt er die Fähigkeit, nicht stumpf zu sein gegen die Umgebung. Er wird eindrucksfähig gegenüber der Umgebung. Vorher ist er nicht eindrucksfähig für das andere Geschlecht, aber auch nicht für die übrige Umgebung. Da bildet der Mensch also seinen dritten Leib aus, der wirkt bis zum Beginne der Zwanzigerjahre» (Rudolf Steiner, GA 317, 1. Vortrag, Seite 16).

Dies sagt Rudolf Steiner vor angehenden Heilpädagogen in 1924 in Dornach.

Was kann unter Sinnenreife verstanden werden?

Wenn wir zurückgehen in die Neugeborenenzeit, dann sehen wir, wie dort der allererste Anfang für die Bewegungsentwicklung zunächst in der Ausreifung der Sinne (Überwindung primitiver, angeborener Reflexe, allmähliches in Funktion treten der sensorischen Organe) liegt. Im Schulalter, zwischen dem 7. und 9. Lebensjahr, wird noch einmal ein Anlauf genommen und es kommt jetzt zur Ausreifung des Gehirns, welches das Zentralorgan für alle Sinnesorgane und Nervenprozesse ist und gleichzeitig die organische Grundlage für das Denken bildet. Hat das Kindergartenkind mehr reflektierend seine Gedanken aneinandergereiht, ohne logischen Zusammenhang, so lernt das Kind neu, sich von den Sinneseindrücken zu distanzieren, nicht mehr in ihnen zu schwimmen, sondern das Wahrgenommene richtig zu verarbeiten und einzuordnen. Damit lebt es in seiner eigenen Gedankenwelt, fühlt sich dabei aber glücklich und zufrieden, weil die Welt für es stimmt.

Pädagogisch wird dem Rechnung getragen, indem das Kind noch ganz in den Seelenbildern der Märchenwelt leben darf und stark durch die Autorität einer Person, in diesem Falle des Lehrers oder der Lehrerin, sich angesprochen fühlt.

9. bis 12. Lebensjahr

Zwischen dem 9. und 12. Lebensjahr kommt es zu einer weiteren Reifung des Gefühlslebens. Gefühle basieren auf allen rhythmischen Vorgängen im menschlichen Organismus, bei Freude beschleunigten sich Puls und Atmung, Ruhe und Gleichgültigkeit verlangsamen den Herzschlag und auch die Atemfrequenz. Hat der Schüler etwas ausgefressen und wird deswegen zur Rede gestellt, so steigt ihm unwillkürlich die Schamröte ins Gesicht, Puls und Atmung beschleunigen sich, und schon weiß der Lehrer, dass etwas nicht mit rechten Dingen zugegangen ist.

Unabhängig davon erreicht die Atmung beim Kind mehr Tiefe, die Atembewegungen sind von der Bauchatmung zur reinen Brustatmung übergegangen, und die Atemzüge pro Minute haben das Maß erreicht, das auch bei den erwachsenen Menschen vorhanden ist, nämlich 18 Atemzüge pro Minute. Daher die Bezeichnung Atemreife bei Rudolf Steiner, eine besondere Zahl, auf die er immer wieder hinweist, da 18 Atemzüge pro Minute gleichbedeutend sind mit 25 920 Atemzügen in 24 Stunden, was genau dem platonischen Weltenjahr entspricht, in dem die Sonne ihren Weg durch die 12 Tierkreisbilder gemacht hat, um wieder an ihren Ausgangspunkt zurückzukehren.

In diesem Alter fühlt sich das Kind oft recht alleine. Die

kindlich unbeschwerte Phantasie geht endgültig verloren, die Umgebung bekommt immer mehr Realitätswert. Unstimmigkeiten unter den Menschen werden sehr genau wahrgenommen, auch die Verehrung für den geliebten Lehrer ist nicht mehr unkritisch. Plötzlich kann auch Angst im Dunkeln auftreten, weil das Vertrauen in die Welt nicht mehr unumstößlich ist, ja es erwacht sogar erstmalig der Gedanke an den Tod und die Endlichkeit der Dinge. Carlos Ruiz Zafon lässt in seinem Roman «Der Schatten des Windes» einen zehnjährigen Jungen Folgendes sagen:

«In meiner Welt war der Tod eine anonyme, unverständliche Hand, ein Hausierer, der Mütter, Bettler oder neunzigjährige Nachbarn mit sich nahm, als wäre es eine Lotterie der Hölle. Die Vorstellung, der Tod könnte neben mir einhergehen, mit einem Menschengesicht und hassvergiftetem Herzen, in Uniform oder Mantel, er könnte vor dem Kino Schlange stehen, in Kneipen lachen oder vormittags mit seinen Kindern im Ciudadela-Park spazieren gehen, um nachmittags jemanden in den Verliesen des Montjuic oder in einem namenlosen Massengrab ohne Zeremoniell verschwinden zu lassen, das wollte mir nicht in den Kopf. Als ich immer weiter darüber nachgrübelte, kam ich auf den Gedanken, vielleicht sei diese Welt, die ich für selbstverständlich nahm, nichts weiter als eine Kulisse aus Pappmaché.»

Fragen nach der eigenen Identität treten auf, die so weit führen, dass das Kind sich fragt, ob es überhaupt von seinen leiblichen Eltern abstamme oder von irgendwoher komme.

In seelischer Hinsicht ein nicht unkritisches Alter, welches aus einer gewissen Distanz gut begleitet werden muss. Man kann es auch als einen Wendepunkt in der Entwicklung des Kindes ansehen, an dem es sich aus seiner vertrauten Umgebung langsam löst und aus der Familienbiographie gewissermaßen heraustritt in die öffentliche Gesellschaft.

Vorbildhaft können dabei Heldengeschichten aus der Mythologie sein, aber auch das Alte Testament mit seinen Geboten und Regeln.

Pubertät

Nach dieser Krise in der Mitte der Kindheit um das 10./11. Lebensjahr herum geht es mit mächtigen Entwicklungsschritten auf die Geschlechtsreife zu und damit zur fast vollständigen körperlichen und biologischen Reife des Kindes. Es kommt zur Ausbildung der Geschlechtsorgane und der Geschlechtsfunktionen. Durch das Wachsen des Kehlkopfes tritt beim Jungen der Stimmbruch auf, beim Mädchen kommt es zur ersten Regelblutung. Die Körperformen verändern sich; im Körperbau des Knaben tritt mehr Muskelprofil hervor, die Schultern werden breiter, das Becken bleibt schmal. Arme und Beine werden plötzlich unverhältnismäßig lang gegenüber dem Rumpf, was die berühmten schlacksigen Bewegungen beim Jugendlichen ausmacht. Beim Mädchen bleiben die Körperformen runder, das Becken wird breiter, die Brüste bilden sich aus, was zu der typischen weiblichen Figur führt.

Dies sind einschneidende Veränderungen im jugendlichen Organismus, die vor allem das Stoffwechsel-Gliedmaßen-System als Träger der Willensimpulse betreffen. Die Jugendlichen haben einen starken Bewegungsdrang in dieser

Zeit, sie treiben viel Sport und gehen mit Mutproben oft bis an die Grenze des Möglichen.

Das Seelenleben gerät durch diese Veränderungen zunächst in ein Ungleichgewicht. Antipathie und Sympathie, Freude und Leid, Mut und Angst geraten durcheinander, sodass der Jugendliche sich nur noch durch Provokation und Verstellung seines innersten Kernes darüber hinwegretten kann. So ist es auch nachzuvollziehen, wenn die Jugendlichen sich Ringe durch die Nase, Lippe, Zunge und Ohren ziehen, oder eine «mega gestylte» Frisur mit «krassen» Farben, Haar-Gel und Spray dahinzaubern, sie wollen testen, wie die Umgebung darauf reagiert, es ist ein Versuch, auch an die Grenzen der Anderen heranzukommen und sie zu durchbrechen. Dennoch bedeutet dies keine so existentielle Krise, wie sie um das 10./11. Jahr herum beschrieben wurde, aber sie ist Ausdruck der Orientierungslosigkeit, die das Seelenleben ziemlich durcheinandergebracht hat.

Durch Erlebnispädagogik, Kennenlernen von fremden Völkern und Kulturen lassen sich Grenzen erweitern und überschreiten. Dies ist nicht nur für den Jugendlichen eine Hilfe zur Überwindung seiner Seelenkämpfe, sondern auch für die Umgebung, die Eltern und Lehrer eine Möglichkeit, sich mit diesem Alter auseinanderzusetzen und ein Verständnis dafür zu entwickeln. Haben wir doch schließlich alle einmal diese Zeit durchgemacht.

Wenn man auf die körperlichen Krankheiten in der Entwicklungsperiode zwischen dem 7. und 14. Lebensjahr schaut, dann kann man feststellen, dass diese Zeit eine der gesündesten der Kindheit, ja vielleicht sogar in der ganzen Biographie ist. Durch die heutige Impfsituation kommt es eigentlich nur noch in seltenen Fällen zu Kinderkrankheiten in diesem Alter, in dem sie normalerweise den Hauptanteil an Krankheiten ausgemacht haben.

Der Durchgang durch die Sinnenreifung kann zwischen dem 7. und 9. Lebenjahr zu Aufmerksamkeitsstörungen, Unruhe oder auch Schlafproblemen führen. Ihre Bedeutung muss dem jeweiligen Entwicklungsstand des Kindes zugeordnet werden.

In der sogenannten «Mitte der Kindheit» sind dann mehr Störungen vorhanden, die mit der Ausreifung des rhythmischen Systems zu tun haben, wie Herzklopfen, Herzrasen oder sogar auch Herzschmerzen. In Zusammenhang damit kommen auch Kollapszustände und Schwindelerscheinungen vor. Die Mädchen sind davon häufiger betroffen.

Geht es dann mehr auf die «Erdenreife» zu, so sind wiederum Krankheiten des Stoffwechsel-Gliedmaßen-Systems vorherrschend.

Nicht selten ist es, dass gerade in diesem Alter Blinddarmentzündungen auftreten, aber auch diffuse Bauchschmerzen, die sich nicht richtig einordnen lassen. Dies kann bis zu Ernährungsproblemen führen, was im schlimmsten Fall sogar in eine Bulimie oder Magersucht übergehen kann. Auch hier sind wiederum die Mädchen häufiger betroffen. Aber auch Gelenk- und Knochenbeschwerden können auftauchen, die einmal mit dem starken Wachstum der Knochen zu tun haben (hiervon sind mehr Jungen betroffen), zum andern aber auch in ein nicht mehr gesteuertes Knochenwachstum ausarten, was im äußersten Fall auch einmal zu einem Knochentumor führen kann, der für dieses Alter typisch ist.

Mit dem Abschluss der Erdenreife wird auch Abschied genommen von der Kindheit, in der so viel Grundlegendes geschaffen worden ist. Nun wird der weitere Weg mehr oder weniger selber in die Hand genommen mit all den Gefahren, aber auch Chancen, die damit verbunden sind.

VII. Die kindliche Konstitution

Die Entwicklung des Kindes erfährt durch die verschiedensten Einflüsse eine Richtungsgebung.

Umwelt

Es ist nicht unwesentlich, in welchen ethnischen und familiären Zusammenhängen ein Kind geboren wird, in welchem Erdteil, welcher Landschaft oder Stadt es aufwächst und wie die sozialen Zusammenhänge in seiner Umgebung gestaltet sind. Auch die körperliche Gesundheit hängt zu einem Teil davon ab. Und doch ist es immer wieder erstaunlich, wie jedes Kind in seiner eigenen Weise die Entwicklungsschritte durchmacht, wie es auf seine Weise den Weg geht, der trotz aller Widerstände zum Ziel führt, manchmal mit großen Umwegen, auf denen die Orientierung verloren zu gehen scheint.

Individualität

Das Kind ist aber nicht nur von außen geprägt durch Familie, soziales Umfeld, Erziehung und anderes mehr, sondern es hat auch seine eigene, unverwechselbare Art, mit den Dingen umzugehen, was nur von ihm selbst stammen kann und keiner äußeren Beeinflussung unterliegt. Manchmal wird es sogar von den Erziehern oder Eltern als eigenwillig oder auch starrköpfig angesehen, manchmal wird auch von ihm gesagt, dass dieses oder jenes mal wieder «typisch» für es sei. Es bleibt immer etwas Ureigenes, ganz Individuelles im Kinde bestehen, das absolut unverwechselbar ist mit jedem anderen Kind, das es auf der Welt gibt. Häufig wird das als sein Charakter, seine besondere Eigenart angesehen. An dem weiteren Entwicklungsweg, der späteren Biographie und vielem mehr kann dann festgestellt werden, dass es in der Tat grundlegende Unterschiede zu jedem anderen Individuum gibt.

Vererbung

An vielen Merkmalen kann die Herkunft eines Kindes festgestellt werden, die durch Vererbung gegeben ist. Diese ist durch den genetischen Code in den Chromosomen bestimmt und bringt in der Tat viele Eigenschaften des Kindes hervor wie z. B. die Haarfarbe, die Augenfarbe, die äußere Gestalt und natürlich auch das Geschlecht. Manchmal können auch Krankheiten über die Vererbung weitergegeben werden. Neu auftretende Krankheiten oder Syndrome sind in dem «zufällig» zusammengewürfelten Chromosomensatz, welche, von beiden Elternteilen stammt, bereits zu Beginn der Entwicklung festgelegt. Das alles bildet zum gewissen Teil die äußere Konstitution und Erscheinung bis in die Gesichtszüge hinein, an der sogar in manchen Fällen eindeutig mehr die Mutter erkannt werden kann, in manchen Fällen wiederum mehr der Vater.

Sogar Gewohnheiten und teilweise auch Bewegungen und Gangbilder, die Mimik oder eine typische Handbewegung oder Kopfhaltung können eine solche Zusammengehörigkeit aufzeigen. Interessanterweise kann manchmal bei eineiigen Zwillingen eine frappante Übereinstimmung sowohl in ihrer äußerlichen Erscheinung als auch in ihrem Wesen, ja sogar in ihrer Biographie beobachtet werden. Dabei ist ein genetischer und schicksalsmäßiger Zusammenhang natürlich immer vorhanden und evident.

Sieht man aber einmal von dieser Sondersituation ab, so wird deutlich, dass es mehrere Ursprünge geben muss, die dem Wesen und der Erscheinung des Kindes zugrunde liegen. Einmal ist es alles das, was aus der *Vererbung* her kommt, die in starkem Maße das äußere Bild mit seinen Merkmalen bestimmt, zum anderen ist es aber auch die *Individualität* des Kindes selber, die unabhängig und scheinbar unbeeinflusst von allen äußeren Gegebenheiten ihren Weg in das Leben sucht, und als Drittes ist es die *Umwelt,* die einen nicht unerheblichen Einfluss auf die Konstitution des Kindes hat. Aus diesen Quellen stammt alles, was den Menschen in seiner irdischen Daseinsform ausmacht. Individualität, Vererbung und Umwelt stehen in einer ständigen Auseinandersetzung, die ihren Niederschlag manchmal in einer Erkrankung findet, sich aber hauptsächlich in Charakter und Konstitution abbildet.

Diagnostischer Blick

Wie lassen sich nun diese Merkmale und Besonderheiten beschreiben und einordnen? Für Eltern, Erzieher und auch den Arzt ist es wichtig, dass in allem, was mit dem Kinde geschieht und getan wird, seiner besonderen Konstellation Rechnung getragen wird, dass nichts gegen seine innere und äußere

Einstellung unternommen werden darf. Viele Entwicklungsbesonderheiten und Verhaltensweisen, aber auch viele Krankheitsverläufe lassen sich erst besser verstehen, wenn die Konstitution des Kindes dabei mitberücksichtigt wird. Es hat keinen Sinn, aus einem kleinen, runden, rotbackigen Kinde ein großgewachsenes, schlankes und absolut vernünftiges Kind machen zu wollen. Auch das Temperament des Kindes spielt dabei natürlich eine Rolle, welches mehr auf seelischer Ebene das ist, was im körperlichen Bereich als Konstitution bezeichnet wird.

Ob ein Kind lebhaft ist und sich und die Umwelt in Bewegung bringt oder ob es eher zurückhaltend und phlegmatisch sich verhält, hat natürlich große Auswirkungen auf das Umfeld und weniger auf das Kind selber. Deshalb fällt es oft schwer, die eigenen Wünsche, wie ein Kind sein sollte oder sich verhalten sollte, in den Hintergrund zu stellen zugunsten der für das Kind richtigen Entwicklung.

Obwohl das Temperament eine stark seelische Komponente hat, steht es dennoch in Zusammenhang mit der physischen Beschaffenheit des menschlichen Organismus, vor allem in seiner Beziehung zu den vier Elementen: Erde, Wasser, Luft und Wärme, wie sie bei Paracelsus beschrieben werden. Darauf soll an dieser Stelle jedoch nicht näher eingegangen werden, obwohl es einen wichtigen Zusammenhang mit der Konstitution des Kindes hat.

Therapeutischer Blick

Jedes Kind hat seine bestimmte Ausdrucksweise, die sehr individuell ist, aber dennoch gewisse Ähnlichkeiten zeigen kann mit seinen Eltern und Geschwistern, aber auch anderen Personen, mit denen es nicht blutsverwandt ist.

So wie der Mensch eine Gestalt hat, die unverkennbar ist und sich deutlich vom Tier unterscheidet, so haben auch Kinder unverkennbare Eigenschaften und gewisse Ähnlichkeiten untereinander in ihrem Körperbau und ihren Verhaltensweisen, die für das Kindesalter typisch sind. Durch das Aufstellen von sogenannten Percentilenkurven, in denen die Größe, das Gewicht und der Kopfumfang des Kindes als Durchschnittswert in einer Kurve dargestellt wird in Abhängigkeit vom Lebensalter, kann man sich einen Überblick verschaffen, ob ein Kind sich körperlich altersentsprechend und proportioniert entwickelt hat. Ähnliche Vergleichsmöglichkeiten verschafft man sich auch bei der intellektuellen, sozialen und emotionalen Entwicklung des Kindes. Damit ist es in begrenztem Rahmen möglich, etwas von der Andersartigkeit eines Kindes im Verhältnis zum sogenannten normalen Kinde festzuhalten. Eine liebevolle und aufmerksame Beobachtungsgabe, mit der auf die Besonderheiten des Kindes geschaut werden soll, wird damit natürlich nicht ersetzt. Denn nur durch diese Hinwendung und das Interesse sowohl an der Körpergestalt als auch an der äußeren Erscheinung des Kindes, seinen Haaren, seiner Augenfarbe, seiner Hautbeschaffenheit, aber auch seinen Bewegungen und seinem Lachen usw., kann etwas von dem erfasst werden, was zum eigentlichen Verständnis des Kindes führt. Diese Beobachtungen werden ja nicht aus rein akademischem Interesse heraus gemacht, sondern aus der Gesinnung heraus, besser auf die körperlichen und seelischen Bedürfnisse des Kindes einzugehen im Sinne einer guten Weiterentwicklung. Rudolf Steiner nannte das auch den «therapeutischen Blick». (Siehe Peter Selg: «Der therapeutische Blick».)

Unter Berücksichtigung dieser Gesichtspunkte seien hier einige Konstitutionsmerkmale angeführt, wie sie in den pädagogischen und heilpädagogischen Vorträgen und Schriften Rudolf Steiners geschildert werden. Die Vorgehensweise dabei ist immer so, dass sie nicht analytisch-diagnostizierend ist, sondern im goetheanistischen Sinne die Dinge als eine höhere Einheit anschaut, die durch Gegensätze (Polaritäten) erst entstehen kann. Diese Methode hat Goethe in seinen naturwissenschaftlichen Schriften auf das Mineralreich und auf das Pflanzenreich angewendet und ist in seiner Metamorphosenlehre dabei auf erstaunliche Entdeckungen gestoßen. Erst durch das Studium von Gegensätzen sowie das Interesse an scheinbar unbedeutenden Dingen und kleinen Unvollkommenheiten wird man zu den wahren Hintergründen eines Wesens geleitet.

Das großköpfige und das kleinköpfige Kind

Betrachtet man ein kleines Kind, wie es im Kinderwagen sitzt oder auch auf dem Boden des Spielzimmers und mit großen, träumenden Augen die Welt um sich herum anschaut, dann kann man den Eindruck haben, dass das ganze Kind eigentlich nur Kopf mit staunenden großen Augen ist, der übrige Körper dabei ganz unwesentlich ist und die Ärmchen und Beinchen gar nicht eine so große Rolle spielen. Dabei wirkt der Kopf groß und rund, auch wenn das der gemessene Kopfumfang gar nicht unbedingt zu bestätigen scheint. Die Stirne ist etwas vorgewölbt und hoch und die Backen überzieht vielleicht eine warme Röte. Schon seiner äußeren Erscheinung nach wirkt dieses Kind ruhig, freundlich und bedacht in all seinen Äußerungen und Handlungen.

Ein anderes Kind mag vielleicht daneben spielen, seine Hände sind fein gegliedert, die Finger eher langgezogen und sehr geschickt, sie gehen von einem Gegenstand zum anderen, ohne lange dabei zu verweilen. Es rutscht auf seinem Hosenboden wendig hin und her und ist ständig in Bewegung. Sein Kopf wirkt eher klein, langgezogen und an den Schläfen schmal. Die kleinen, beweglichen Augen wandern flink von einem Gegenstand zum andern, voller Unternehmungslust.

Schon durch die Beobachtung fällt auf, dass es sich hier um zwei sehr unterschiedliche Kinder handelt, welche die Umwelt aus einem ganz anderen Blickwinkel heraus anschauen und auch gegensätzliche Handlungs- und Vorgehensweisen haben, um ihre nähere und weitere Umgebung kennenzulernen.

Das großköpfige Kind ist mehr bedächtig, fast träumerisch und macht sich ein Bild von der Welt durch seine Phantasie. Sein Spiel ist geprägt durch eine ungeheure Vielfalt an Ideen, die originell und sehr künstlerisch sind.

Das kleinköpfige Kind lernt die Welt mehr über Berühren, Tasten, Probieren kennen. Bei ihm sind die Gliedmaßen, Hände, Finger und vor allem der Blick ständig in Bewegung, sie haben eine sehr praktische Begabung und finden sozusagen mit den Fingern die Gesetzmäßigkeit von der Schwerkraft und dem Gleichgewicht beim Bau eines Turmes aus Klötzen heraus.

Unterschiedlicher kann eine Vorgehensweise eigentlich gar nicht sein. Bis in die äußere Erscheinungsform hinein, was am ausgeprägtesten in der Kopfform zum Ausdruck kommt, können wir diese Tendenzen, diese Konstitution wahrnehmen.

Solche Besonderheiten können aber auch eine Gefahr bilden in ihrer Einseitigkeit. Ein Kind, das nur noch träumend in die Umgebung blickt und keine Anstalten macht, sich auch auf Dinge hinzubewegen, bedarf sicher der therapeutischen und pädagogischen Hilfestellung. Ebenso das Kind, welches mit seinen Gliedmaßen eine solche Unruhe entwickelt, dass es sich gar nicht mehr auf einen Handlungsablauf einlassen kann.

In pädagogischen Konferenzen mit Lehrern schlägt Rudolf Steiner vor, dass man bei sogenannten großköpfigen Kindern kalte Abwaschungen am Kopf machen kann sowie eher salzige und gewürzte Speisen zu essen geben soll, damit sie sich besser mit der Welt verbinden können. Diese Anwendungen haben eine Anregung des Nerven-Sinnes-Systems zur Folge. Bei den sogenannten kleinköpfigen Kindern ist es gut, eher den Stoffwechsel-Gliedmaßen-Pol anzusprechen. Das kann mit warmen Schafgarbenwickeln auf den Oberbauch und fruchtigen, aromatischen und süßen Speisen erreicht werden.

Unterstützend wirkt dabei eine Metalltherapie, bei großköpfigen Kindern mit Blei in feiner Dosierung bzw. Potenzierung, die dann nach einiger Zeit mit einer Kupferbehandlung ersetzt werden kann; bei den eher kleinköpfigen Kindern wird die Metalltherapie mit Silber in vegetabilisierter Form, später auch mit potenziertem Silber und Eisen angewendet.

Diese Heilmittel werden in einer bestimmten Art pharmazeutisch hergestellt, sodass dadurch Prozesse im menschlichen Organismus angeregt oder auch eingedämmt werden können, dort, wo es notwendig erscheint.

Das sogenannte kleinköpfige Kind ist nerven- und sinnesbetont, wirkt eher blass und zierlich und braucht eine Anregung seines Stoffwechsel- und Blutsystems, während das sogenannte großköpfige Kind die Tendenz haben kann, bei Ärger und Emotionen einen hochroten Kopf zu bekommen, wo sich kühle Abwaschungen und eine Bleitherapie bewähren zur Zurückdämmung starker Stoffwechsel- und Blutprozesse im Nerven-Sinnes-System.

Auf diese Weise lassen sich pädagogische und medizinische Vorgehensweisen miteinander verbinden zum Wohle und zur Harmonisierung der Kräftesysteme im kindlichen Organismus.

Das gestaute und das offene Kind

Je älter das Kind wird und umso mehr seine Persönlichkeit zum Ausdruck kommt, z. B. in seinem Charakter und seinen Verhaltensweisen, desto mehr können auch Einseitigkeiten oder Hemmungen festgestellt werden, die konstitutionell bedingt sind. Schon im Kindergarten, aber besonders auch in der Schule finden wir wieder zwei einander gegensätzliche Besonderheiten im Kindesalter, die aber dennoch Teil eines Ganzen sind und von dem einen oder anderen Kind in unterschiedlichen Situationen und in unterschiedlichen Phasen durchgemacht werden. Zu der einen Gruppe gehören Kinder, die am Morgen oder auch nach dem Mittagsschlaf nicht gut wach werden und in sich etwas verschlossen wirken. Ihr Blick schaut immer etwas verhalten von unten nach oben, und die Gedanken und Gefühle, die sich dahinter verbergen, sind oft schwer zu ergründen. Plötzlich und unerwartet kann es jedoch zu einer Beharrlichkeit in der Gedankenführung und im Handeln kommen, die die Umwelt in Erstaunen setzt. Körperlich gesehen sind diese Kinder kräftig, eher etwas gedrungen in ihrer Gestalt und besitzen eine trockene, undurchlässige Haut. Die Wangen sind gerötet, für Wärme und Kälte sind sie eher unempfindlich. Sie neigen zu hohem Fieber z. B. bei Infekten, was aber genauso rasch wieder verschwinden kann, wie es gekommen ist.

Genau umgekehrt ist es bei der anderen Gruppe von Kindern, die einen feingliedrigen Körperbau aufweisen und eine feuchte, manchmal sogar etwas teigige und stark durchlässige und empfindliche Haut haben. Sogar die Schleimhäute, vor allem im Nasen- und Nebenhöhlenbereich, sowie der Bronchien, sind stark davon betroffen. Die so wichtige Grenze der Haut zwischen Außenwelt und Innenwelt ist damit gestört, welche ja dazu da ist, äußere schädigende Einflüsse vom Organismus abzuhalten, aber auch besonders durch die Transpiration für einen Ausgleich im Wärme- und Flüssigkeitshaushalt des Kindes zu sorgen.

Solche Kinder reagieren häufig auf Pollen und andere Allergene in der Umwelt empfindlich und leiden an Heuschnupfen oder sogar Asthma. Nicht nur körperlich, sondern auch seelisch sind diese Kinder sehr empfindlich und verletzbar. Sie spüren, was sich in der Umgebung an stimmungsmäßigen und anderen Ereignissen abspielt. Sie wollen etwas tun, können es aber nicht, weil sie von vornherein zu wissen meinen, dass es ihnen nicht gelingen wird. Häufig leiden sie noch bis ins Schulalter hinein unter nächtlichem Einnässen.

Medizinisch-pädagogische Maßnahmen

Alle die geschilderten Symptome sind Ausdruck eines körperlichen und seelischen Zustandes. Treten sie zu stark in den Vordergrund, sodass man sie als krankhaft bezeichnen muss, dann wird das gestaute Kind zum epileptischen Kinde und das offene Kind zum hysterischen Kinde, wie es von Rudolf Steiner im Heilpädagogischen Kurs beschrieben wird. Nicht auf die Beseitigung oder Ausmerzung solcher Besonderheiten kommt es in der Behandlung dieser Kinder an, sondern auf einen Ausgleich, eine Harmonisierung dieser Einseitigkeiten, die auseinander zu streben suchen in der Krankheit, die aber wieder zu einem Ganzen, Einheitlichen zusammengefügt werden müssen. Denn die Wiederherstellung der Gesundheit ist nichts anderes als eine Gratwanderung, bei der es darauf ankommt, nicht auf die eine oder andere Seite abzurutschen.

Bei den etwas gestauten Kindern würde das heißen, dass sie mehr zum «Fließen» gebracht werden und in ihrem seelischen Verhalten, aber auch in ihren Bewegungen flexibler werden. Bei den Kindern, die zu sehr von den Stimmungen in ihrer Umgebung abhängig sind und auch an ihr leiden, heißt das, dass sie im wahrsten Sinne des Wortes «in Schutz genommen» werden müssen vor allen zu aggressiven und fordernden Einflüssen ihrer Umgebung. Therapeutisch kann dies im ersteren Fall mit Belladonna und Schwefel behandelt werden, im letzteren Fall mit Berberis oder auch Hypericum. Wichtig dabei scheint jedoch die pädagogische Begleitung, welche schon von Anfang an ein Umfeld schaffen kann, das es dem Kinde leicht macht, sich mit seinen Besonderheiten zurechtzufinden. Dabei ist gerade die Heileurythmie eine grundlegend pädagogisch-therapeutische Maßnahme, um eben gerade eine Harmonisierung dieser Konstitutionseigenschaften herbeizuführen. Gehen diese Eigenschaften jedoch zu sehr ins Krankhafte über, dann ist eine medizinische Abklärung und Therapie angezeigt.

Das schwefelreiche und das schwefelarme Kind

Schon immer hat es Kinder gegeben, die mit ihrer blonden Lockenpracht und ihren hellen, strahlenden, blauen Augen Bewunderung hervorriefen. Ebenso aber auch die dunkelhaarigen Kinder mit ihren dunkelbraunen Augen und einer Haut, die unter Sonneneinstrahlung eine gesunde Bräune entwickeln ohne vorhergehenden Sonnenbrand. Dies ist bei den hellhaarigen Kindern nicht so, im Gegenteil, bekommen die hellen Haare noch einen rötlichen Schimmer oder werden sie sogar fuchsrot, dann ist auch ihre Haut wesentlich empfindlicher und verträgt das direkte Sonnenlicht sehr schlecht. Häufig ist ihre Haut mit kleinen Pigmentflecken übersät, die man im Volksmund auch Sommersprossen nennt.

Nicht nur äußerlich an den Haaren und der Augenfarbe sowie der Pigmentierung der Haut unterscheiden sich diese Kinder voneinander, sondern häufig auch in ihrem Temperament und in ihrer Art, mit den Dingen umzugehen. Vielfach kann man beobachten, dass helle Kinder mit einem gewissen Interesse den Worten des Lehrers lauschen, sich nachher aber nicht mehr an das Gehörte zu erinnern vermögen, wenn sie zu Hause danach gefragt werden. Häufig wird das mit Unaufmerksamkeit oder sogar Dummheit verwechselt, aber damit hat das nicht das Geringste zu tun. Diese Kinder leben von den Wiederholungen, es geht ihnen jedes Mal wieder eine neue Welt auf, wenn sie ein Thema wiederhören, und jedes Mal setzt sich der Inhalt tiefer in ihr Gemüt und bleibt dort dauernd haften. Sie haben ein reiches Innenleben, das unter der Oberfläche versteckt zu sein scheint und nur selten zum Vorschein kommt, dann aber häufig explosionsartig wie ein feuerspeiender Berg.

Ganz anders ist es tendenziell bei den Kindern mit dunkelbraunen Augen und den dunklen bis schwarzen Haaren, welche die Sachen oft mit einer Intensität anpacken, dass man sich fragt, woher diese Kraft kommt. Sie haben eine schnelle Auffassungsgabe und nehmen die Dinge sehr genau, prüfen sie auf ihre Richtigkeit und nehmen sie in ihr Gedächtnis auf. Oft haben sie ein erstaunliches Erinnerungsvermögen und können Erlebnisse aus der Vergangenheit heraufholen, die für die meisten anderen schon lange vergessen sind.

Wie bei jeder guten Eigenschaft kann es auch hier zu Einseitigkeiten kommen, die mit der Besonderheit der Haar- und Augenfarbe sowie der besonderen Beschaffenheit der Haut einen Zusammenhang haben.

Die helle, empfindliche Haut neigt zu Entzündungen – auch wenn es nur ein Sonnenbrand ist –, während die dunklere Haut eher zu Trockenheit und Sprödigkeit die Anlage hat. Das blonde oder rothaarige Kind kann auch ins «Brüten» hineinkommen, d. h. alle aufgenommenen Inhalte aus der Schule kann oder will es tatsächlich nicht mehr wiedergeben. Solche Kinder versagen häufig bei schriftlichen Tests, die sie unter Druck bewältigen müssen.

Dies ist bei dem dunkelhaarigen Kind anders, es kann die Lehrinhalte jederzeit wiedergeben, ja es wird sogar die Eindrücke nicht mehr los und kann gar nichts anderes mehr denken als das, womit es sich gerade beschäftigt. Ab und zu kann das auch einen zwanghaften Charakter bekommen.

Wiederum im Heilpädagogischen Kurs von Rudolf Steiner finden wir die Schilderung dieses gegensätzlichen Kinderpaares. Die einen Kinder nennt er schwefelreich, weil sie den Schwefel in das Eiweiß ihres Körpergewebes, vornehmlich in der Haut und in den Haaren vermehrt aufnehmen, sodass sie eine helle Haut und helle Haare bekommen, die anderen Kinder schwefelarm, weil das Eiweiß in ihren Geweben den Schwefel wie abstößt, sodass er kaum noch in Haut und Haaren vorkommt.

So finden wir eine feine Korrespondenz zwischen den Stoffen, die sich zu viel oder auch zu wenig in unserem Körper befinden, und unserer eigenen Wesensart.

Es sind einige Krankheitsbilder bekannt, die mit dem Schwefel im Stoffwechsel des Kindes zusammenhängen. Abbaustörungen von schwefelreichen Aminosäuren oder anderen Schwefelverbindungen im Stoffwechsel führen zu einer vermehrten Anhäufung von Schwefel im Gewebe und damit zu schweren Speicherkrankheiten. Teilweise können diese Krankheiten jedoch durch Elimination dieser Stoffe aus der Nahrung verhindert werden, wie das z. B. bei der Phenylketonurie (Fölling'sche Krankheit) der Fall ist. Glücklicherweise sind solche Krankheiten relativ selten, aber sie zeigen, wie nah Gesundheit und Krankheit beieinander liegen.

Bei schwefelreichen Kindern ist es auf der Hand liegend, den Schwefelgehalt in ihrem Körper nicht noch zu vermehren, sondern – wenn möglich – sogar zu verringern.

Wenn man die Pflanze betrachtet und sich fragt, wo bei ihr am meisten das schweflige Element vorherrschend ist, dann kann man das für den Blütenbereich sagen, in dem sehr viel Stoffwechselvorgänge sich abspielen, um die Frucht auszubilden. Daher lässt sich in der Ernährung Einfluss nehmen auf die Konstitution des Kindes. Ist es schwefelreich, so wird man das Blüten- und Fruchthaltige in der Ernährung eher meiden, ist es aber schwefelarm, so sollte man ihm mehr davon geben, als das üblicherweise der Fall ist.

Pädagogisch gesehen kann man bei einem schwefelreichen Kind mit rhythmischen Wiederholungen von Gewohnheiten und Bildungsinhalten viel erreichen, während man das schwefelarme Kind zum Vergessen der zwangsweise sich wiederholenden Gedankeninhalte bringen muss.

Auch eine medikamentöse Behandlung mit Schwefel in seinen verschiedensten chemischen Verbindungen ist bei mehr zwanghaften Vorstellungen angebracht, während man mit Eisen und Eisensalzen eher bei einem schwefelreichen Kinde zum Ziele kommt.

Vieles gleicht sich jedoch im Laufe des Lebens aus, die hellen Haare des Kindes werden im Laufe der Zeit dunkler und die dunklen Haare werden im Alter grau oder sogar weiß.

VIII. Pubertät und Sexualität

Die Geschlechtsreife setzt gewissermaßen einen Schlussstein in der Entwicklung des Kindes zum Jugendlichen, ist aber nur eine «Unterabteilung» – wie Rudolf Steiner es nennt – der Erdenreife, neben der Sinnenreife und der Atemreife.

So ist eigentlich auch die Sexualität die «Unterabteilung» eines großen Gebietes, welches wir mit Liebe in der menschlichen Beziehung zwischen den beiden Geschlechtern bezeichnen.

Beides, die Pubertät und die Sexualität, in einem Atemzug zu nennen und behandeln zu wollen, ist im Prinzip eine Verwegenheit, und doch haben sie natürlich etwas miteinander zu tun.

In der Pubertät merken die Jugendlichen zum ersten Mal richtig bewusst an sich und den Anderen, dass es zwei Geschlechter gibt, das weibliche und das männliche, die durchaus sehr unterschiedlich sind, aber auch eine geheimnisvolle Anziehung aufeinander ausüben. Von diesen ersten Ahnungen bis zur ersten geschlechtlichen Kontaktaufnahme und Beziehung ist der Weg jedoch ein sehr weiter.

In dieser Zeit gilt die Sexualität auch als etwas, was die anderen eigentlich gar nichts angeht, denn das hat man schließlich mit sich selber auszumachen. Ob das wirklich so ist, hängt auch davon ab, in welcher Offenheit schon in der Kindheit über dieses Thema gesprochen worden ist. Wenn schon immer eine kontinuierliche Aufklärung auf diesem Gebiete stattgefunden hat, dann kommt die Auseinandersetzung mit diesem Thema, wenn es wirklich aktuell wird, nicht wie aus heiterem Himmel. Selbstverständlich hat das Kind früher auf der Straße oder sonst wo etwas darüber aufgeschnappt, kann dies jedoch nicht in den richtigen Zusammenhang einordnen, und darum wird es oft etwas vulgär, was nicht die Schuld des Kindes ist.

Pubertät

Trotzdem ist es nicht immer einfach einzusehen, sowohl für Eltern als auch Erzieher, dass der Jugendliche in diesem Alter alleine gelassen werden möchte mit all seinen Ideen, Plänen, Sorgen und Nöten. Bisher war die Kindheit von den Eltern und nahestehenden Menschen liebevoll umsorgt und begleitet worden, manchmal vielleicht auch von höheren Mächten, welche ihre schützende Hand über das Kind gehalten haben. Schutzengel wird das auch heute noch in vielen Familien genannt.

Doch nun ist plötzlich alles anders, das sogenannte Outfit hat sich verändert, die Haare sind gestylt und zeigen eine krass bunte Haarsträhne, Nase und Lippen sind gepearct, die Haut erhält Tätowierungen, die Kleidung hat einen betont eigenen Stil, die Ausdrucksweise ist gröber und der Umgangston mit der älteren Generation nicht immer gerade sehr rücksichtsvoll.

Eine neue Welt hat sich aufgetan, nicht nur für den Jugendlichen, sondern auch für seine Eltern und Lehrer. Eine Welt, die bewusst anders aussehen soll als bisher. Objektiv gesehen sieht diese Welt für den Jugendlichen heute jedoch nicht sehr rosig aus: fehlende Lehrstellen, überfüllte Ausbildungen, Hunger, Krankheit und Tod in den Drittweltländern, bürgerkriegsähnliche Zustände, Umweltkatastrophen, Luftverschmutzung etc. sind nur einige Themen von dieser Welt, die ihre Zukunft ist. Ist es darum verwunderlich, dass eine «no future» Generation heranwächst? Muss nicht die ältere Generation sich gehörig an die Nase packen für alle Versäumnisse, die sie sich zuschulden hat kommen lassen?

Glücklicherweise gibt es auch die andere Seite, und das sind die noch unverbrauchten, jugendlichen Kräfte, die in jedem jungen Menschen wohnen, welche die Welt verändern wollen, es anders machen wollen als die vorherige Generation. Fast wie im Frühjahr, wo jedes Jahr wieder aus den nackten und kahlen Bäumen wie durch ein Wunder die ersten Blatt- und Blütenknospen hervorkommen.

Erdenreife

Mit dem Eintreten in das Jugend- und Erwachsenenalter geht dem heranwachsenden Menschen eine bisher noch heile Welt verloren, und damit auch seine kindliche Unschuld, die es ermöglicht hat, die Welt noch als etwas Ganzes und Heiles zu erleben. Ähnlich wie es Adam und Eva gegangen ist, als sie aus dem Paradies vertrieben wurden. Mit dieser Vertreibung ist zunächst einmal eine völlige Ratlosigkeit verbunden, ein Suchen, wie es weitergehen soll. «Mit Angst und Not in Schweiß gewinnen sollst dein Brot», sagt der Engel Gabriel im Oberuferer Paradeisspiel zu Adam bei der Vertreibung aus dem Paradies und an Eva gewendet: »Mit Schmerzen sollst du Kinder gebären unter dem Herzen.»

Auch der jugendliche Mensch wird aus dem Paradies auf

die Erde verstoßen, aus dem Paradies der unbeschwerten Kindheit, d. h. er wird im wahrsten Sinne des Wortes *erdenreif.*

Dieses Suchen nach etwas Neuem und Unbekanntem richtet sich zunächst einmal auf Persönlichkeiten in der näheren und weiteren Umgebung, in der Familie, in der Politik, in Kunst und Wissenschaft, und bei aller Kritik am täglichen Leben entwickeln sich aus dem innersten Gefühl heraus Verehrungskräfte, die vorher in dieser Form nicht da gewesen waren. Dies kann bis zur Idolanbetung führen, wo zwischen Schein und Sein gar nicht mehr richtig unterschieden wird. Alles liegt jedoch in dem Bestreben, die anderen Menschen besser kennenzulernen und zu verstehen in ihrem wahren Wesen, das hinter so vielen Fassaden verborgen zu sein scheint. Eine Fassade ist z. B. die Tradition. Den Satz «Das ist immer schon so gewesen» oder «Das gehört sich nicht» kann der Jugendliche am wenigsten vertragen.

Erste Liebe?

Auch in der Beziehung zum anderen Geschlecht ist es am Anfang erst einmal ein Suchen. Ohne dass es dem Jugendlichen selbst bewusst ist, kann sich ganz im Verborgenen eine «heimliche Liebe» entwickeln, mit der das andere Wesen «angehimmelt», ja sogar kritiklos idealisiert wird. Manchmal hat der Jugendliche Angst davor, dass diese Liebe entdeckt wird. Etwas ist in dem anderen Wesen, das er nicht hat, das ihm fehlt und das er kennenlernen möchte.

Zunächst einmal hat das noch nichts mit Erotik oder gar Sexualität zu tun, sondern spielt sich mehr in der Gedanken- und Vorstellungswelt ab. Wurden früher Vater und Mutter als etwas erlebt, was zu einem wie selbstverständlich dazugehörte, wird jetzt plötzlich das Wesen in einem anderen Menschen entdeckt und geliebt. Dieses andere Wesen übt eine Anziehungskraft aus, die der Jugendliche sich zunächst gar nicht erklären kann. Der Gang dieses Menschen, seine Bewegungen, wie er spricht, wie er lacht, ja seine ganze äußere Erscheinungsform wirken anziehend und faszinierend. Ein ungeheures Verlangen entsteht, diesen Menschen nicht nur im vertrauten Gespräch näher zu kommen, sondern auch seine Nähe unmittelbar zu spüren, ihn zu berühren, zu streicheln usw. Dabei spielt das Fremde, noch unbekannte des anderen eine gewisse Rolle, es besitzt eine Ausstrahlungskraft und Faszination, die wir auch mit dem Wort Erotik umschreiben. Vielleicht ist es sogar die Erotik, die es verursacht, dass man sich zu dem anderen Menschen hingezogen fühlt, vielleicht ist es aber auch etwas anderes, ein Wiedererkennen, ein wieder zu sich selber Finden. Zunächst sind die Jugendlichen ihren aufkommenden Gefühlen ausgeliefert, bis sie es lernen, sie zu erkennen und mit ihnen umzugehen. In dieser Zeit werden auch erste erotische Erfahrungen gemacht, die teils noch auf das eigene Geschlecht, ansonsten aber auf das andere Geschlecht gerichtet sind. Es herrscht in dieser Zeit eine gewisse seelische Orientierungslosigkeit, ein schöpferisches Chaos, das oft auch Ursache sein kann für Homosexualität oder andere Richtungen im späteren Sexualleben des erwachsenen Menschen.

Sexualität

Damit im Zusammenhang tritt bei dem Jugendlichen in der Pubertät auch ein körperliches Bedürfnis auf, die Beziehung zum anderen Geschlecht enger werden zu lassen, bei männlichen Jugendlichen ist das oft stärker als bei weiblichen. Der eigentliche Sexualtrieb, der in jedem Lebewesen schlummert, ist damit geweckt. Er hat es in sich, dass eine Begierde auch zur Erfüllung kommen möchte.

Körperliche Geschlechtsentwicklung

Begleitet wird diese Hinwendung zum anderen Geschlecht natürlich durch die körperliche Reifung des Jugendlichen, die sich in dieser Zeit vehement entwickelt, bei Mädchen etwas früher als bei Jungen. Um das 14. Lebensjahr kommt es zur vollständigen Ausbildung der primären und sekundären Geschlechtsorgane und Geschlechtsmerkmale, worunter man beim Mann die äußeren Geschlechtsorgane, bei der Frau die inneren und äußeren Geschlechtsorgane zählt. Unter den sekundären Geschlechtsmerkmalen versteht man die unterschiedliche Behaarung, die Stimmveränderung und die Ausbildung der weiblichen Brust. Unter tertiären Geschlechtsmerkmalen kann man den Gestaltwandel insgesamt zum männlichen oder weiblichen Körperbau zusammenfassen.

Das sind die Zeichen der äußerlichen Reife, die auch unterschiedlich ausgeprägt sein können oder nicht gleichzeitig eintreten. Parallel dazu kommt es zur Geschlechtsfunktion, beim Mann zur Ausbildung von befruchtungsfähigen Samen und der damit verbundenen Begattungsfähigkeit (Potenz).

Bei der Frau kommt es zur Heranbildung reifer Eizellen, die in immer wiederkehrenden Zyklen im gebärfähigen Alter herangebildet werden.

Gleichzeitig mit der körperlichen Geschlechtsentwicklung des Jugendlichen geht die selbstverständliche Liebe, wie sie zu Mutter und Vater und auch Geschwistern empfunden wird, auf eine gewisse Weise verloren und muss wieder neu und ganz anders ergriffen werden. Die Jugendlichen richten sich in ihren Gefühlen und ihrem Verhalten jetzt nach außen, versuchen das Leben und auch die Liebe zum andern Menschen neu kennenzulernen.

Liebe

In der Beziehung zum anderen Geschlecht erfährt die Liebe drei Abstufungen, das erste ist die rein idealistische, geistige Liebe zum anderen Menschen, dann treten die seelischen Gefühle ihm gegenüber auf, die durch die Erotik gefärbt sind, und nicht zuletzt kommt die Hinwendung auf körperlichem Gebiete, was sich in der Sexualität ausdrückt.

Wenn eine Beziehung tragfähig werden soll, dann sind alle drei Bereiche im Menschen angesprochen. Auch dies muss erlernt werden, und deswegen sind die anfänglichen Annäherungen an das andere Geschlecht erst einmal vorsichtig und tastend. Nicht immer wird das in dieser Weise eingehalten, die Entwicklungsprozesse werden durch eine mehr bewusstseinsmäßige Handhabung «gestört» und laufen nicht mehr im Unterbewussten ab, wie das zu früheren Zeiten noch oft der Fall war.

Heute ist die Sexualität des Menschen schon lange kein Tabuthema mehr, im Gegenteil, durch Zeitschriften, Filme, Reklame und entsprechende Literatur hat sie einen Stellenwert im menschlichen Leben erreicht, der oft weit über dem steht, was sonst noch im Leben einen Wert und Sinn haben kann. Auch die scheinbar behütete Kinderwelt bleibt davon nicht verschont, sexuelle Gewalt und Übergriffe sind heute nicht mehr selten und finden hinter verschlossenen Türen, aber auch ganz öffentlich statt und werden in allen Medien breitgetreten.

Dabei ist die Sexualität etwas, was zu den intimsten Vorgängen des menschlichen Lebens gehört, und deswegen muss sie auch unter einen gewissen Schutz gestellt werden, damit sie nicht ins Profane oder Schamlose abrutscht. Nicht von ungefähr empfindet der Mensch eine natürliche Scham, wenn es um Sexualität geht, denn darin kommt die Intimität des menschlichen Lebens zum Ausdruck, die nicht in aller Öffentlichkeit ausgebreitet werden sollte.

In früheren Zeiten war die Sexualität noch viel mehr mit der Fortpflanzung verbunden, d. h. der Geschlechtsakt wurde eigentlich nur vollzogen, um die Nachkommenschaft zu sichern. Den Menschen war sogar häufig nicht bewusst, dass der Geschlechtsakt etwas mit der Erzeugung neuen Lebens zu tun hatte, er spielte sich mehr im träumenden, schlafenden Zustand ab. Vielleicht hat das Wort Beischlaf noch etwas mit diesem Vorgang zu tun. Heute ist der Geschlechtsakt vollständig ins Bewusstsein der Menschen gerückt und spielt sich vollkommen unabhängig von dem Fortpflanzungsvorgang ab. Das eigentliche intime Zusammensein, welches in der körperlichen Vereinigung seinen Ausdruck findet, wird immer mehr zum reinen Lustgewinn.

Wenn man sich den Vorgang der Fortpflanzung in den Naturreichen anschaut, so wird er ja erst ab einer gewissen Entwicklungsstufe geschlechtlich. Es gibt die ungeschlechtliche Fortpflanzung bei den niedersten und einzelligen Lebewesen, dort nenn man den Vorgang auch Knospung oder Sprossung. Dann folgt bei den nächst höheren Lebewesen (Regenwurm, Schnecke) zunächst ein zwittriger Vorgang der Fortpflanzung, d.h. das Tier kann sich selbst befruchten. Erst dann ist bei allen höheren Lebewesen der Fortpflanzungsvorgang gekoppelt an eine männliche und weibliche Keimbahn, die zur Reproduktion eine reife Eizelle und eine Samenzelle zur Verfügung stellt. Beim höheren Säugetier ist der Fortpflanzungsvorgang instinktmäßig an Triebe gebunden, die zu bestimmten Jahreszeiten auftreten (Brunstzeit). Erst beim Menschen hat sich der Fortpflanzungsvorgang ganz verselbständigt, d. h. er unterliegt nicht mehr der Jahreszeit und kann aus vollkommener Freiheit und Unabhängigkeit heraus vollzogen werden, obwohl auch er dem Sexualtrieb unterliegt. Das hat dazu geführt, dass man heute auf der einen Seite eine effiziente Schwangerschaftsverhütung vornehmen kann, auf der anderen Seite aber eine künstliche Befruchtung zur Erzeugung eines neuen Lebens, was vielleicht sonst nicht entstehen könnte, herbeiführt (In-vitro-Fertilisation).

Wir stehen somit heute an einem Punkt, wo wir meinen, dass beides machbar ist. Dies führt dazu, dass die künstliche Befruchtung mit immer ausgeklügelteren Methoden durchgeführt werden kann, zum andern aber immer mehr Verhütungsmöglichkeiten zur Verfügung stehen, die alle dazu dienen, den Geschlechtsakt ganz von seiner eigentlichen

Funktion, nämlich der Erzeugung neuen Lebens, abzukoppeln.

In diesen Extremen steht die Menschheit heute darinnen und muss lernen, damit in sinnvoller Weise umzugehen.

Geben und Nehmen

Beruht die Zuwendung zweier Menschen zueinander auf gegenseitigem Respekt sowohl in körperlicher wie auch in seelischer und geistiger Hinsicht, dann kann man von einer echten Liebefähigkeit sprechen, die aus einem gegenseitigen Geben und Nehmen besteht. So kann auf der einen Seite eine Beziehung ihre vollkommene Erfüllung finden, auf der anderen Seite werden damit auch Tore geöffnet, die ein neues Leben ermöglichen, dessen Begleiter wir sein dürfen.

IX. Gesundheit und Krankheit

Immer wieder sind wir vor die Frage gestellt: Was sind eigentlich krankmachende Elemente in dem Leben unserer Kinder, und gibt es auch eine gesunde Widerstandskraft, die unsere Kinder gesund werden lässt bzw. gesund erhält? Wie und wo können wir sie finden? Welche Mittel und Wege gibt es, die gesunderhaltenden Kräfte zu mobilisieren, zu erhalten oder, wenn sie verschüttet sind, wieder hervorzuholen?

Täglich begegnen wir Fragen, welche die Mütter und Väter sich selber stellen, aber auch damit an den Kinderarzt gelangen: Warum ist mein Kind (schon wieder) krank? Was haben wir falsch gemacht? Warum gibt es Kinder oder Familien, die nie etwas haben, immer gesund und glücklich sind, obwohl sie gar nicht so viel dafür tun? Haben wir nicht schon alles gemacht, was für die Gesundheit unserer Kinder notwendig ist?

Viele Faktoren spielen natürlich bei der gesunden Entwicklung des Kindes eine Rolle, wie z. B. eine gesunde Ernährung, eine differenzierte Impfstrategie, der Versuch, Krankheiten natürlich zu heilen, ein vernünftiger Umgang mit dem Fieber bei Infektionskrankheiten usw.

Schwere Krankheiten

Noch existentieller wird die Frage, wenn es sich um eine schwere, vielleicht sogar zum Tode führende Krankheit handelt. Spätestens dann stellen wir fest, dass wir mit dieser Frage nicht weiterkommen, sondern dass wir mehr und mehr die Sinnfrage stellen müssen: Die Frage nach dem Sinn einer Krankheit, ja nach dem Sinn des Lebens überhaupt.

Selbstverständlich kann man sich auch umgekehrt fragen (in Zeiten, wo es uns gut geht, denken wir nicht daran): Was ist es, dass mein Kind gesund geboren ist, welches Wunder hat das vollbracht? Welche Kräfte sorgen dafür, dass es wächst, gedeiht, eine gesunde Entwicklung durchmacht, immer wieder die Kraft findet, eine fieberhafte Erkrankung zu überwinden? Wieso hat es so einen unerschütterlichen Lebenswillen, eine solche Lebensfreude, wo doch alles in unserer Welt gerade dazu angetan ist, nicht an einen Fortgang, einen Frieden, an ein glückliches Leben zu denken?

In den letzten Jahrhunderten hat man in der Medizin nur darüber nachgedacht und geforscht, woher eine Krankheit kommt und wie sie am schnellsten beseitigt werden kann.

Pathogenese

Der zweifellos großartige Fortschritt der Medizin, vor allem im letzten Jahrhundert, hat damit zu tun, dass nach den Ursachen und der Entstehung der Krankheiten (Pathogenese) geforscht wurde mit dem Ziel, auch eine ursächliche Behandlung durchzuführen, das heißt, eine Erkrankung an der Wurzel zu packen und sie zu beseitigen, oder sogar auszurotten, wie dies bei den Kinderkrankheiten und anderen Störungen immer wieder das erklärte Ziel ist. Erst wenn die Ursache einer Erkrankung bekannt ist, kann sie auch beseitigt werden und den Menschen in einen gesunden Zustand überführen.

An den Infektionskrankheiten kann dies deutlich studiert werden. Antibiotika können sie, wenn es sich um eine bakterielle Infektion handelt, wirksam bekämpfen und wieder den Ausgangszustand herstellen, der vor dem Ausbruch der Krankheit geherrscht hat.

Dabei kann natürlich die Frage gestellt werden: ob es wirklich die Krankheitserreger sind, die eine Krankheit auslösen, oder ob es die Folge davon ist, dass der Organismus zu wenig Widerstandskräfte hatte, sie abzuwehren. Damit wäre Ursache und Wirkung genau vertauscht.

In der heutigen Gentechnologie werden gleiche Ziele verfolgt, nämlich die Ursachen zu erkennen für eine Fehlentwicklung oder eine Missbildung, damit sie eliminiert werden können, bevor sie überhaupt erst in Erscheinung treten. Im Extremfall möchte man lieber alles selber machen können und es nicht dem Zufall oder Schicksal überlassen, wie es herauskommt, damit eine Erkrankung oder eine Entwicklungsbehinderung gar nicht erst auftritt (geklonter Mensch).

Auch in der pränatalen Diagnostik wird in dieser Weise gedacht und vorgegangen. Krankheiten oder Defekte müssen unter allen Umständen vermieden werden, oder wenn das schon nicht der Fall sein kann, müssen sie wenigstens wirksam bekämpft und beseitigt werden. In Russland und der Ukraine nennt man die Menschen, welche eine Krankheit oder einen Defekt aus dieser Gesinnung heraus behandeln, Defektologen. Von Gesundung oder sogar Heilung ist schon gar nicht mehr die Rede.

Natürlich gibt es neuerdings auch Ansätze dazu, sich Gedanken darüber zu machen, was die Ursache für die Gesundheit ist, welche verborgene Kraft es eigentlich ist, die den Menschen gesund erhält. Ist Gesundheit wirklich nur «ein Zustand des vollständigen körperlichen, geistigen und sozialen Wohlbefindens und nicht nur das Fehlen von Krankheit oder Gebrechen», wie es in der UNO-Definition heißt? Welche anderen Faktoren spielen bei der Gesundheit auch noch eine Rolle? Kann sie unter dem Mikroskop oder im chemischen Labor gefunden werden? Bisher ist das noch nicht gelungen. Also müssen andere Methoden der Erforschung gesunderhaltender Kräfte bzw. gesundmachender Kräfte gesucht werden.

In diesem Sinne hat *Aaron Antonovsky* geforscht und versucht, der Ursache der Gesundheit auf den Grund zu gehen. Damit hat er den Begriff «Salutogenese» geprägt, der die Ursachen für die gesunderhaltende Kräfte zu beschreiben versucht. 1972 gründete er in Beer Sheva an der Ben Gurion Universität eine Fakultät für Gesundheitswissenschaften. In seinem Buch über das «Mysterium der Gesundheit» (Unraveling the mystery of health) schreibt er:

«Durch den unvorstellbaren Horror der Lager gegangen zu sein, gefolgt von Jahren der Heimatlosigkeit, dann die Existenz in einem Land aufgebaut zu haben, das drei Kriege erlebt hat … und dennoch in annehmbarer Gesundheit zu sein. Das war für mich ein dramatisches Erlebnis, welches mich bewusst auf den Weg zur Formulierung dessen gebracht hat, was ich das salutogenetische Modell genannt habe …»

Schlüsselerlebnis war eine Untersuchung über den Gesundheitszustand älterer Menschen in Israel. Überraschenderweise stellte er dabei fest, dass zu den gesündesten älteren Menschen, die er fand, auch die gehörten, die den Holocaust überlebt hatten, d. h. in Konzentrationslagern waren und nicht umgekommen sind.

Ähnliche Beispiele (Einzelbeispiele) finden wir auch bei Persönlichkeiten, die nicht nur eine gute Gesundheit hatten trotz schlimmster Zustände in ihrer Vergangenheit, sondern auch noch daraus Kraft geschöpft haben für herausragende Leistungen auf wissenschaftlichem Gebiete. Dazu gehört der bekannte Neurologe und Psychiater Viktor E. Frankl, 1905 geboren und Überlebender von vier Konzentrationslagern, welcher in der von ihm entwickelten Logotherapie diese Erfahrungen verarbeitet hat und sagt:

«Der Mensch hat in jeder Lebenssituation einen gewissen Spielraum, die allzu engen Zwänge und Bedingtheiten zu überschreiten und neue Lebensmöglichkeiten zu finden. Selbst wo die Verhältnisse so schlimm und ausweglos zu sein scheinen, dass sich zunächst wirklich überhaupt nichts ändern lässt, hat jeder immer noch die Möglichkeit und Freiheit, seine Einstellung dazu zu verändern – und damit den Grundstein zu legen für ganz neue, unerwartete Perspektiven und Entwicklungen.»

Rudolf Steiner geht noch weiter in der Aussage:

«Es gibt keine Möglichkeit, der Krankheit zu entkommen, wenn man die Gesundheit haben will. Jede Möglichkeit, sich gegen die äußeren Einflüsse stark zu machen, beruht auf der

Möglichkeit, Krankheit zu haben, krank zu sein. So ist die Krankheit die Bedingung der Gesundheit. Das ist ein ganz realer Werdegang. Das ist geradezu die Folgerung und Gabe der Krankheit, dass das Starke vom Menschen erworben werden muss. Was beim Ausschlagen des Pendels überlebt, das hat die Frucht der Immunität aus der Krankheit – und sogar über den Tod hinaus» (Rudolf Steiner, GA 55, Seite 115).

Damit sind drei Aussagen gemacht, die nicht allein eine Erklärung für die Gesundheit auf materieller Basis suchen, sondern andere Dimensionen ansprechen, die mehr spiritueller Natur sind. Antonowski und Frankl kommen dazu aufgrund eigener teilweise schmerzvoller Erfahrung und Rudolf Steiner aufgrund seiner geisteswissenschaftlichen Forschungen.

Resilienz

Eng mit der Gesundheitsforschung verknüpft ist der Begriff der Resilienz («Widerstandskraft»). In der Resilienzforschung geht es darum, herauszufinden, woher die Kraft kommt, Krankheiten zu überwinden, schwierige Lebensumstände auszuhalten und schwere Lebenssituationen unbeschadet zu überstehen. Dabei ist man zu dem Schluss gekommen, dass dies mit drei Dingen zusammenhängt: einmal mit der Vererbung und der rein körperlichen Gesundheit, dann mit der Umwelt und dem Milieu und nicht zuletzt mit der menschlichen Beziehung, die sich aufbaut auf Vertrauen, Liebe, Selbständigkeit und Initiativkraft.

Was bedeutet das nun für den Alltag? Gibt es Maßnahmen zur Förderung der Gesundheit, die nicht nur die körperliche, sondern auch die seelische und geistige Gesundheit betreffen?

Wenn man den Menschen als ein ganzheitliches Wesen anschaut, bestehend aus einem Körper, einer Seele und einem Geist, dann muss sich eine Gesundheitsförderung ganzheitlich auf diese drei Bereiche erstrecken, denn das eine kann ohne das andere nicht existieren.

«Weit mehr als beim Erwachsenen sind im Kinde Leib, Seele und Geist eine Lebenseinheit. Man kann nicht erst nach Gesichtspunkten einer bloßen Sinneswissenschaft für die Gesundheit des Kindes sorgen, und dann dem gesunden Organismus das beibringen wollen, was man für es seelisch und geistig angemessen hält. In jedem Einzelnen, das man seelisch-geistig an dem Kinde und mit dem Kinde vollbringt, greift man gesundend oder schädlich in sein Leibesleben ein. Seele und Geist wirken sich im Erdendasein des Menschen leiblich aus. Der leibliche Vorgang ist eine Offenbarung des Seelischen und Geistigen» (Rudolf Steiner: «Die Erziehung des Kindes vom Gesichtspunkte der Geisteswissenschaft», Seite 47).

Mit der Stimulierung der körpereigenen Abwehr zur Stärkung des Immunsystems erhält das Kind eine gesundende Kraft, sich mit seiner Umwelt auseinanderzusetzen. Die sogenannten klassischen Kinderkrankheiten hinterlassen eine lebenslange Immunität, und der Mensch kann und wird nie wieder in seinem Leben daran erkranken. Eine natürliche Auseinandersetzung des Kindes mit den Kinderkrankheiten kann bewirken, dass der Mensch im späteren Leben ein geringeres Risiko hat, an Krebs zu erkranken. Dies hat eine

Studie in Schweden gezeigt, in der beschrieben wird, dass Frauen, die an Unterleibskrebs erkrankten, in ihrer Kindheit keine Kinderkrankheiten durchgemacht hatten oder dagegen geimpft waren. Dagegen erkrankten diejenigen Frauen viel weniger an Krebs, die in ihrer Kindheit fast alle Kinderkrankheiten durchgemacht hatten.

Genauso konnte nachgewiesen werden, dass Kinder, die in einer natürlichen, nicht sterilen Umgebung aufwuchsen (Bauernhof) sowie eine Waldorfschulerziehung gehabt haben, weniger an Allergien erkrankten als die sogenannte normale Population.

Stärkung der Widerstandskräfte

Durch eine Stärkung des Immunsystems mit pflanzlichen und mineralischen Heilmitteln kann die Heilung von krankhaften oder konstitutionellen Einseitigkeiten beeinflusst werden. Heilmittel dieser Art dienen der Stärkung der Eigenheilungskräfte, die den natürlichen Gesundungsprozess anregen. Auch das Fieber ist ein Mittel, mit dem die Widerstandskräfte vor allem im kindlichen Organismus gestärkt werden. Schon rein äußerlich gesehen haben Viren im Körper geringere Überlebenschancen bei hohen Temperaturen als bei niedrigen.

Ein wichtiges Prinzip der Heilung ist es, nicht die Krankheit auf direktem Wege zu bekämpfen, sondern mit spezifischen Heilmitteln die Widerstandskräfte des Organismus so zu stärken, dass er gesund bleibt oder eine Krankheit aus eigenen Kräften überwinden kann. Auch hier gilt die Regel: nur am Widerstand wird man stark.

Wenn eine gewisse gesundheitliche Stabilität im Körperlichen erreicht oder vorhanden ist, wird das Kind auch in seelischer Hinsicht gesünder und widerstandsfähiger.

Dies kann man deutlich an Kindern erleben, die jahrelang unter Wucherungen der Rachenmandeln gelitten haben. Die verlegte Nase, der ständig offene Mund und die häufigen Ohrenschmerzen und -entzündungen haben das Kind mit der Zeit dumpf und auch ein wenig gleichgültig den Dingen gegenüber gemacht. Nach Ausheilung dieser lymphatischen Konstitution hat man plötzlich ein ganz anderes Kind vor sich, welches wach, interessiert und freundlich mit seiner Umgebung Kontakt aufnimmt.

Die Zoeliakie ist ein anderes Beispiel dafür, wie durch das Weglassen von glutenhaltigem Getreide das Kind wie verwandelt wirkt. Das zeigt sich nicht nur in der Stimmung, sondern auch in der Gewichtszunahme des Kindes.

Eine freundliche und wohlgestaltete Umgebung wirkt sich gesundend auf Körper und Seele des Kindes aus. Schöne, farbige Bilder in der Umgebung, sinnvolles, kindgerechtes Spielzeug aus Holz, phantasieanregende Bilderbücher haben einen wohltuenden Einfluss vor allem auf das Gemüt des Kindes. Dabei ist die Umgebung im weitesten Sinne gemeint, also auch alles, was sich im nonverbalen und nicht sichtbaren Bereich um das Kind herum abspielt.

«Aber das Kind lernt eben nicht durch Belehrung, sondern durch Nachahmung. Und seine physischen Organe bilden sich ihre Formen durch die Einwirkung der physischen Umgebung. Es bildet sich ein gesundes Sehen aus, wenn man die richtigen Farben- und Lichtverhältnisse in des Kindes Umgebung bringt, und es bilden sich im Gehirn und Blutumlauf die phy-

sischen Anlagen für einen gesunden moralischen Sinn, wenn das Kind Moralisches in seiner Umgebung sieht» («Erziehung des Kindes», Seite 22/23).

Auf der geistigen Entwicklungsebene ist es heute sehr schwierig, eine gesunde Widerstandskraft herzustellen gegen alle Ablenkungen, die in der Umgebung des Kindes vorhanden sind. Körperliche Krankheiten fallen sofort ins Auge. Aber geistige Initiativkraft, Phantasie etc., mit der man schöpferisch in der Welt tätig sein muss, um sich weiterzubringen, die fehlt heute in zunehmendem Maße (Beispiel Pisa-Studie).

Fernsehen, Video- und Computerspiele, Drogen, Electronic Learning usw. töten die Phantasie ab und machen das Kind willenlos und unselbständig in seinen Entscheidungen. Man kann sich keine eigene Meinung mehr bilden. Dadurch wird der Mensch später immer mehr manipulierbar.

Eine Erziehungswissenschaftlerin in Kalifornien, USA (Prof. Emmy Werner) sagt Folgendes:

«Die Lebensgeschichten der widerstandsfähigen Kinder lehren uns, dass sich Kompetenz, Vertrauen und Fürsorge auch unter sehr ungünstigen Lebensbedingungen entwickeln können, wenn sie Erwachsene treffen, die ihnen eine sichere Basis bieten, auf der sie Vertrauen und Fürsorge auch unter sehr ungünstigen Lebensbedingungen entwickeln können. Die Wiederentdeckung der heilenden Kraft von Hoffnung in den individuellen Lebensgeschichten widerstandsfähiger Kinder könnte das kostbarste Ergebnis unserer Arbeiten für alle die sein, die auch in Zukunft wagen, Risiko, Widerstandskraft und menschliche Entwicklung zu erforschen» (Opp, Fingerle, Freytag: «Was Kinder stärkt», Seite 241).

Gesundheit zu erhalten durch eine natürliche Widerstandskraft und die Krankheit als Chance anzusehen, um Widerstände zu überwinden und an ihnen stark zu werden, dazu braucht es Mut zum Risiko und viel innere und äußere Anstrengung. Diese kann nicht auf einfache Weise vermittelt werden, sondern sie muss täglich neu ergriffen und erarbeitet werden.

X. Über die Bedeutung der Kinderkrankheiten

Von allen Seiten her ist man sich bewusst, dass die Zukunft der Menschheit darin liegt, wie wir mit unseren Kindern umgehen, wie wir sie erziehen, wie wir ihre Gesundheit schützen und ein soziales Umfeld schaffen, in dem sie sich frei und gesund entwickeln können. Dazu ist es notwendig, sich über Sinn und Bedeutung von Kinderkrankheiten Gedanken zu machen, die heutzutage mehrheitlich als unnötiges Übel bezeichnet werden, welches so schnell wie möglich beseitigt werden muss bzw. das es von Anfang an zu verhindern gilt.

Die Weltgesundheitsorganisation (WHO) hat 1987 ein Programm «*Gesundheit für alle*» erstellt mit dem Ziel, «die Elimination von Masern, Kinderlähmung, Neugeborenenstarrkrampf, kongenitalen Röteln und Diphtherie bis zum Jahre 2000» durchzusetzen.

Bill Gates, größter Software-Hersteller der Welt und mehrfacher Milliardär, hat 1 Milliarde Dollar für die Gesundheit unserer Kinder zur Verfügung gestellt, damit bedrohliche Krankheiten, wie z. B. die Kinderkrankheiten, durch entsprechend entwickelte Impfprogramme weltweit ausgerottet werden können.

Man sieht daran, dass die Sorge um die Gesundheit und das Wohlergehen unserer Kinder eine große ist, nur stellt sich die Frage, wie dieser berechtigten Sorge zu begegnen ist.

In diesem Zusammenhang ist es sicherlich wichtig, sich Klarheit darüber zu verschaffen, welchen Sinn und welche Bedeutung die Kinderkrankheiten haben. Sind sie wirklich nur ein lästiges Übel, das wie eine Betriebsstörung bei einer Maschine so schnell wie möglich beseitigt werden muss?

Heute sieht man das so an, und die Entwicklung der letzten Jahrzehnte scheint dem recht zu geben, wenn man die Maßnahmen ansieht, die es uns heute ermöglichen, Krankheiten zu verhindern und zu beseitigen. Diese Möglichkeiten sind gegeben einmal durch Impfungen, zum anderen durch antibiotische Behandlungen von bakteriellen Infektionskrankheiten und die Verabreichung von Fieber- und Schmerzmedikamenten bei allen fieberhaften Erkrankungen.

Und dennoch sind unsere Kinder nicht gesünder geworden, sondern es gibt eine wachsende Anzahl von Krankheiten im Kindesalter, die beunruhigend ist.

Allergische Krankheiten (Asthma, Heuschnupfen, Neurodermitis), Schlaf- und Essstörungen (manchmal schon in der frühesten Kindheit und Säuglingszeit) sowie Nervosität, Unruhe, Unkonzentriertheit und Aggressivität schon bei Kindergarten- und Schulkindern stehen heute im Vordergrund der Beschwerden und verdrängen mehr und mehr die Sorgen um die üblichen Kinderkrankheiten, wenn man von den sogenannten banalen Infekten einmal absieht, die ohnehin aufgrund heutiger Behandlungsmöglichkeiten keine allzu große Rolle mehr spielen.

Womit hängt das zusammen? Die Gründe dafür sind vielfältig und müssen in einem weiteren Kontext gesehen werden.

Veränderung der Umweltbedingungen und Lebensweise

Unsere Umwelt und unsere Lebensweise hat sich in den letzten 100 Jahren radikal verändert. Die Auswirkungen auf den menschlichen Organismus bis hinein in die kleinsten Strukturen, das Erbgut und die zell- und strukturgebundene Abwehr (Immunität) sind nicht mehr von der Hand zu weisen.

Am deutlichsten kommt dies in der Ernährung des Menschen zum Ausdruck. Allein der Fleisch- und Zuckerkonsum hat sich in den letzten 50 Jahren verdoppelt bis verdreifacht. Das hat nicht nur Auswirkungen auf die menschliche Gesundheit, sondern auch auf den Getreide- und Pflanzenanbau sowie auf die Tierhaltung, die mehr und mehr zu einer Fleischproduktionsstätte geworden ist. Nahrungsmittel werden aus ihren natürlichen Zusammenhang herausgenommen, denaturiert, werden mit Farbstoffen, Emulgatoren und Konservierungsstoffen behandelt, sodass am Ende nur noch wenig von dem übrig bleibt, was auf naturgemäße Weise entstanden ist. Die Auswirkungen von gentechnisch veränderten Nahrungsmitteln auf Natur und Mensch sind noch nicht vollständig bekannt oder werden verschwiegen.

Umwelt

Schon seit langem ist bekannt, dass unsere Lebensweise, unser Konsumverhalten direkte Auswirkungen auf die gesamte Umwelt hat. Die zunehmende Globalisierung im Verkehr, in der Kommunikation und im Wirtschaftsleben hat ihre unabsehbaren Folgen nicht nur für die Menschen, sondern auch für unsere Erde und unser ganzes Planetensystem. Es werden

Weltkonferenzen einberufen, um die unaufhaltsame globale Klimaveränderung einzudämmen. Ohne einen Gesinnungswandel im Bewusstwein der Menschen wird sich jedoch wenig verändern.

So müssen wir uns darauf einstellen, dass Lärm-, Licht- und Luftverschmutzung die Gesundheit der Menschen beeinträchtigen. Aber auch die virtuelle Welt der Computer beeinflusst das Verhalten und die Denkweise der Menschen, abgesehen davon, dass die Folgen des Elektrosmogs für die Gesundheit noch nicht abzuschätzen sind.

Heilungsprozess

Umso wichtiger ist es, mit einem Gesundungs- und Heilungsprozess dort zu beginnen, wo der Einzelne durch seine Gewohnheiten und Verhaltensweisen etwas verändern kann, das für das Wohl der Allgemeinheit von Nutzen ist. Rezepte und Verordnungen können dabei nur einen kleinen Teil bewirken.

Ein Gesundungsprozess ist auf seine Nachhaltigkeit hin zu überprüfen, kurzfristige Maßnahmen können für den Augenblick vielleicht beruhigen und Symptome abmildern, bilden aber auf die Dauer gesehen keine Grundlage für die Entwicklung des Kindes zum gesunden, erwachsenen Menschen.

Vererbung und Individualität

Rudolf Steiner beschreibt in seinen Vorträgen vor Ärzten (GA 316), dass die Entwicklung des Kindes abhängig ist von zwei Grundströmungen, die den Aufbau des menschlichen Leibes, namentlich im Kindesalter, beeinflussen. Einmal ist es der Vererbungsstrom, der verantwortlich ist für den Aufbau des menschlichen Leibes. Er geht aus der Generationenfolge hervor und hat etwas mit der Volkszugehörigkeit, im engeren Sinne auch der Familienzugehörigkeit zu tun. Von daher sind familiäre Ähnlichkeiten zu verstehen, auch gewisse Begabungen, eine stabile Gesundheit, aber auch Krankheiten, die von Generation zu Generation sich weiter fortpflanzen.

Der andere Strom ist mehr individueller Natur und hat etwas mit dem Seelisch-Geistigen des Menschen, seiner individuellen Persönlichkeit zu tun. Sie ist nicht vererbt und von Generationen abhängig, sondern existiert schon lange, bevor der Mensch auf diese Welt kommt, und verlässt auch den menschlichen Leib nach dem Tode, um wieder zurückzukehren in die Welt, aus der sie gekommen ist. Ein ewiger Kreislauf deutet sich damit an, der auch in dem Reinkarnationsgedanken zum Ausdruck kommt.

Die Auseinandersetzung zwischen diesen beiden Strömungen, dem Vererbungsstrom und dem geistig-seelischen Strom des Menschen, verläuft nicht immer reibungslos, sondern kann auch sehr heftig sein, d. h. in einen Kampf, das heißt ein Krankheitsgeschehen, ausarten.

«Daher hat man es zu tun in dieser ersten Lebenszeit des Menschen mit einem fortwährenden Kampf desjenigen, was von uns aus dem vorigen Leben kommt, und demjenigen, was aus der Vererbungsentwicklung kommt. Das kämpft miteinander. Der Ausdruck dieses Kampfes sind die Kinderkrankheiten» (Rudolf Steiner, GA 316, Seite 149).

Kinderkrankheiten

Unter den sogenannten klassischen Kinderkrankheiten verstehen wir natürliche Krankheiten, die am Anfang des Lebens, also in der Kindheit auftreten, etwa in den ersten zehn Jahren (heute verschiebt sich das alles ein wenig). Sie sind gekennzeichnet vor allem dadurch, dass sie Infektionskrankheiten sind, dass sie meist mit hohem Fieber einhergehen und sich größtenteils auf der Haut abspielen in Form eines spezifischen Ausschlages. Dazu werden Masern, Mumps, Röteln, Scharlach, Windpocken, Keuchhusten, Dreitagefieber etc. gerechnet.

Charakteristisch für diese Krankheiten ist, dass sie ausschließlich Infektionskrankheiten sind, die durch Viren verursacht werden. Einzige Ausnahme bildet der Scharlach, der als bakterielle Erkrankung mehrmals auftreten kann und auch nicht durch Impfen vermeidbar ist. Alle anderen genannten Kinderkrankheiten hinterlassen eine lebenslange Immunität.

Auffallend ist das epidemieartige Auftreten, wie es nicht für alle Infektionskrankheiten typisch ist. Vergleichbar etwa mit der Nachahmung in diesem Alter auf pädagogischem Gebiete. Dieses Phänomen scheint ein Entwicklungsprinzip der Kindheit zu sein.

Fieber

Jede Infektion geht normalerweise mit Fieber einher. Fieber ist eine natürliche Reaktion des menschlichen Organismus. Bei Temperaturen über 38 Grad Celsius haben die Viren im menschlichen Blute wesentlich schlechtere Überlebensbedingungen als bei Normaltemperaturen (um 37 Grad Celsius). Wenn also das Fieber bekämpft wird, dann ist das nur eine Symptombekämpfung und nicht die Behandlung der eigentlichen Ursache der Erkrankung. Manchmal werden den Viren dadurch viel bessere Überlebenschancen geschaffen, als das bei hohem Fieber der Fall wäre. Der Fieberverlauf ist sehr aufschlussreich für die Beurteilung des Krankheitsgeschehens, d. h. Fieber, das in regelmäßigen Abständen an- und absteigend ist, sogenanntes undulierendes Fieber, oder Fieber, das über längere Zeit anhaltend und gleichbleibend hoch ist, hat eine ganz andere Aussagekraft für den Verlauf einer Krankheit.

Wärme hat etwas mit der Beseelung eines Wesens zu tun. Die Wärme muss einem Neugeborenen zunächst von außen zugeführt werden, weil es sie von alleine noch nicht halten kann. Im Tode tritt eine sofortige Abkühlung des Körpers auf, die mit dem Zurückziehen der Seele aus dem physischen Leib zu tun hat. Bildet sich im menschlichen Organismus zu viel Wärme, d. h. es entsteht Fieber, dann haben wir es immer mit einem vermehrten Engagement der menschlichen Individualität im menschlichen Leibe zu tun. Dies kann auch bei Aufregung oder besonderer körperlicher und geistiger Anstrengung beobachtet werden. Durch Wärme oder Feuer können sogar Metalle zum Schmelzen gebracht werden. So kann auch das Fieber behilflich sein, gewisse «Umschmelzungsvorgänge» im menschlichen Körper mit zu verursachen.

In einer afrikanische Studie konnte gezeigt werden, dass 35 Prozent der Kinder, die bei Masern mit fiebersenkenden und hustenstillenden Mitteln sowie Antibiotika behandelt wurden, an dieser Erkrankung verstarben, während nur 7 Prozent der Vergleichsgruppe verstarben, die nicht diese Mittel bekommen hatten.

Hauterscheinungen

Die meisten der klassischen Kinderkrankheiten gehen mit Hauterscheinungen einher, insbesondere Masern, Röteln, Scharlach und Windpocken.

Damit finden Veränderungen an der Haut, der äußeren Hülle des Menschen statt, die sein äußeres Erscheinungsbild verändern können, ähnlich wie bei der Häutung der Schlange oder der Mauserung der Vögel. Es wird etwas Altes, Vererbtes abgestoßen und darunter kommt etwas ganz Neues zum Vorschein. Andere Bilder dafür sind der Bär in dem Märchen von Schneeweißchen und Rosenrot oder der Esel im Eselein und viele andere Märchenbilder.

Eine Veränderung des menschlichen Leibes vor allem in seiner äußeren Beschaffenheit bedeutet beim Kind auch immer eine Loslösung von seinem Erbleib oder sogar die Überwindung dieses Erbleibes, den das Kind von seinen Vorfahren her noch hat. Das bedeutet eine zunehmende Ergreifung des Erdenleibes und eine vermehrte Selbständigkeit in der Entwicklung zum erwachsenen Menschen.

Bildlich gesprochen ist der menschliche Leib einem Musikinstrument vergleichbar, welches so gebaut und gestimmt sein muss, dass reine Töne aus ihm zum Erklingen gebracht werden können. Je besser ein Instrument gebaut ist, desto besser kann auch darauf gespielt werden.

Auch in seelischer Hinsicht können Kinderkrankheiten Veränderungen und Entwicklungen hervorbringen, die nicht zu unterschätzen sind. Es können oft richtige Entwicklungsschübe beobachtet werden, die sich äußern in der Überwindung so mancher Eigenart und Auffälligkeit wie z. B. Bettnässen, Tobsuchtsanfälle, Unruhe, Nervosität etc.

«Der Rückgang der Kinderkrankheiten ist sicher unbestritten und klar auf die erfolgreiche Impfprophylaxe zurückzuführen. Was noch an banalen unspezifischen Infektionskrankheiten bleibt (Anginen, Mittelohrentzündungen, Darminfektionen usw.), wird meist in kurzer antibiotischer Behandlung erledigt, sodass ein großer Teil unserer heutigen Kinder das Schulalter erreicht, ohne je länger als einige Tage mit Fieber im Bett verbracht zu haben.

Ein großer Segen für die Menschen, wird da sicher jeder logisch Denkende sagen. Nun sind aber offenbar Kinderkrankheiten so alt wie die Menschheit selber, das heißt der menschliche Organismus braucht vielleicht die Krankheit als Pause genauso wie den Schlaf. Die moderne Schlafforschung hat gezeigt, wie eminent wichtig der Schlaf als Erholungspause ist und dass Schlafentzug schon nach einigen Tagen zu psychoseähnlichen lebensbedrohlichen Zuständen führt. (…) Ich konnte in vielen Fällen deutliche seelische Reifesprünge nach längerer Bettlägerigkeit und häufig sogar spontane Heilungen neurotischer Symptome beobachten, wenn die Krankheit unter Betreuung durch die nächsten Bezugspersonen (im Normalfall die Mutter) verlaufen war.

Auf der anderen Seite häufen sich die diffusen, diagnos-

tisch schwer einzuordnenden psychischen Zustandsbilder bei Kindern, die noch kaum je krank waren, aber nervös, lustlos, reizbar in den Tag hineindösen ...» (P. Rüegsegger, ehemaliger Psychiater im schulärztlichen Dienst der Stadt Zürich).

Auf eine andere Bedeutung der Kinderkrankheiten wird gerade in letzter Zeit mehr und mehr hingewiesen, nämlich auf den Zusammenhang von fieberhaften Krankheiten im Kindesalter und dem Risiko, in späterem Alter an Krebs zu erkranken. In einer groß angelegten Untersuchung von 424 Patienten mit einer Krebsdiagnose wurde nach Kinderkrankheiten und anderen Infektionskrankheiten in der Vorgeschichte bis zum 21. Lebensjahr gefragt. Es zeigte sich, dass das Krebsrisiko von der Anzahl der durchgemachten fieberhaften Kinderkrankheiten abhängig war. Und noch eine interessante Tatsache konnte dabei festgestellt werden, nämlich dass das Risiko für eine bösartige Erkrankung (außer Mammakarzinom) deutlich vermindert war, wenn die fieberhaften Kinderkrankheiten mit äußeren Anwendungen behandelt wurden, hingegen ebenso deutlich erhöht war, wenn fiebersenkende Mittel bzw. Antibiotika zur Anwendung kamen.

Inwiefern das mit der immunstimulierenden Wirkung der fieberhaften Erkrankungen im Kindesalter zusammenhängt, wird zurzeit heftig diskutiert. Man kann sich natürlich auch fragen, ob das Auftreten der Immunschwächekrankheit und die enorme Ausbreitung in den letzten Jahrzehnten nicht auch mit dem Rückgang der klassischen Kinderkrankheiten zu tun hat.

Kinderkrankheiten können also durchaus einen Sinn und eine Bedeutung haben, wenn sie als notwendige Entwicklungskrankheiten angesehen werden, die das Kind in seiner körperlichen und seelisch-geistigen Entwicklung weiterbringen. Sie sind keine lästigen, gefährlichen und mit allen Mitteln zu bekämpfende Krankheiten. Zweifellos erfordert der Umgang mit ihnen eine differenzierte Vorgehensweise, die den ganzen Menschen und sein Umfeld in seinen Entwicklungsmöglichkeiten herausfordert und mit einbezieht.

XI. Gefahren für die Kindheit

Überall im Leben lauern Gefahren, die es gilt zu umgehen, um das körperliche und seelische Leben zu erhalten und zu kräftigen.

Gefahren können nicht nur Angst einflößend sein, sondern sie können den Menschen auch aufmerksam machen auf Einflüsse, die einer Entwicklung und Entfaltung der freien Persönlichkeit im Wege stehen.

Deshalb ist es so wichtig, sich einmal vor Augen zu halten, welche Tendenzen und Richtungen in unserem Leben es in sich haben, dass sie eine Gefahr werden können für Leib und Leben.

Die Kindheit ist eine Zeit, in der der Mensch ganz besonders verwundbar und beeinflussbar von außen ist. Das Kind kann die Gefahren noch nicht kennen aus seinen gemachten Erfahrungen heraus und bedarf deswegen des besonderen Schutzes. Um ihm diesen Schutz geben zu können, müssen wir zunächst einmal wissen, welche Einflüsse von bildendem und förderndem Charakter sind und welche zerstörend und entwicklungshemmend wirken. In diesem Sinne ist es immer wieder wichtig, sich klarzumachen, wie alles, was in der Umgebung des Kindes lebt, nicht nur an äußeren Dingen, sondern auch an Gefühlen und moralischen Gedanken, dass alles dies sowohl auf die Seelenentwicklung als auch auf die physische Entwicklung, d. h. die Ausbildung der Organe und Organsysteme des Kindes, wirkt.

Gefahren

Mehr denn je nehmen in unserem Jahrtausend die kindheitszerstörenden Kräfte zu, die eine Gefahr für die körperliche und seelische Entwicklung des Kindes bedeuten. Armut, Kriege, Hungersnöte, Aids, Umweltkatastrophen wie z. B. die Reaktorkatastrophe in Tschernobyl, haben in brutaler Weise gezeigt, dass Tausende von Kindern sterben oder an Organmissbildungen bis heute noch leiden.

Bildungsnotstand

Ebenso hinzuzuzählen ist die fast globale Bildungsmisere, welche verhindert, dass selbständig denkende und urteilsfähige Menschen heranwachsen können.

Bildung ist neben der Gesundheit das höchste Gut des Menschen. Deshalb versucht man eine für alle offene Möglichkeit zu schaffen, an die Bildungsgüter heranzukommen. In Deutschland sind bereits alle Schulen an das Internet angeschlossen, was eine Zahl von ungefähr 33 000 Anschlüssen ergibt. Doch wird man damit dem allgemeinen Bildungsnotstand entgegentreten können? Wohl kaum. Schulleistungsuntersuchungen in 32 Staaten, durchgeführt von der Organisation für wirtschaftliche Zusammenarbeit in der Entwicklung (OECD), haben gezeigt, dass die Lesekompetenz und die Grundausbildung in Mathematik und Naturwissenschaften zurückgehen. Erst kürzlich wurde in einer Radiosendung darüber berichtet, dass jeder 10. Einwohner in der Schweiz nicht lesen und schreiben kann.

Diesem allgemeinen Notstand muss hinzugefügt werden

die tägliche Auseinandersetzung mit Einflüssen, die für die seelische Entwicklung der Kinder verhängnisvoll wirken, wie z. B. die Welt der Computer, die in Form von Computerspielen, Game-Boys usw. unsere Kinderzimmer und Schulen überschwemmen. Ebenso die damit verbundene Ausschaltung von Erziehern und Bezugspersonen, die durch eine «multimediale» Erziehung ersetzt werden sollen.

Ernährung

Nicht zuletzt sei noch die Ernährung genannt, die zum größten Teil aus denaturierten Nahrungsmitteln besteht, welche die Wachstumsprozesse, aber auch die seelische Entwicklung der Kinder hemmen. Als Beispiel sei der hohe Phosphatgehalt in allen Farbstoffen und Emulgatoren genannt, der bei vielen Kindern eine Rastlosigkeit und Konzentrationsschwäche verursachen kann.

Erschreckende Tatsachen

Um das Maß vollzumachen, seien noch einige Tatsachen und Zahlen genannt, die zeigen, dass die Menschheit in Bezug auf ihre Verantwortung für die Pflege und gesunde Entwicklung des Kindes an einer Schwelle steht.

- 145 Millionen Kinder in den Entwicklungsländern sind unterernährt, Tausende davon sterben jährlich.
- 100 Millionen Kinder, vor allem Mädchen, gehen nicht zur Schule und lernen nie lesen und schreiben.

- 250 Millionen Kinder müssen für ihren Lebensunterhalt arbeiten.
- 300 000 Minderjährige auf der Welt sind in bewaffnete Konflikte verwickelt.
- 13 Millionen Kinder werden durch die Immunschwäche Aids zu Waisen oder sterben selbst daran, manchmal bereits im Mutterleib.
- 2 Millionen Kinder werden missbraucht und misshandelt durch Prostitution, Kinderhandel oder Pornographie, wobei die Dunkelziffer sehr hoch ist.

Insgesamt also eine deprimierende und erschlagende Bilanz, die wir zu Beginn des dritten Jahrtausends für die Menschheit ziehen müssen.

Fast verzweifelt versuchen Privatpersonen und Organisationen durch Hilfsmaßnahmen dieser Entwicklung Einhalt zu gebieten.

Fragwürdige Schutzmaßnahmen

Hilflos mutet dabei ein übertriebenes Schutz- und Sicherheitsbedürfnis in der Erziehung und Begleitung unserer Kinder an. Alle möglichen Risiken und scheinbare Gefahren versucht man von den Kindern fernzuhalten. Impfprogramme werden entwickelt, um die – im Vergleich zu den oben genannten Gefahren – harmlosen Kinderkrankheiten weltweit auszurotten.

So wurden von dem Software-Hersteller Bill Gates, der den reichsten Männern der Welt gehört, Milliarden Dollar gespendet, um die Gefahr der Kinderkrankheiten in den Entwicklungsländern durch Impfungen einzudämmen. Dabei wäre es viel sinnvoller, diese Spenden zur Beschaffung von Nahrungsmitteln in diesen Ländern einzusetzen, da eine wesentlich höhere Anzahl von Kindern an Unterernährung stirbt als an den Komplikationen einer Kinderkrankheit. Aber man muss gar nicht so weit blicken, auch in unseren Industriestaaten wird wesentlich mehr Geld ausgegeben zur Verhütung von Kinderkrankheiten, z. B. durch Impfungen, als zur Eindämmung der Gefahren, die von unserem Verkehr ausgehen, durch den mehr Kinder ihr Leben verlieren als durch die Komplikationen einer Kinderkrankheit.

Heute fragen wir uns zwar, wo die Gefahren für die Welt und den Menschen liegen, gleichzeitig denken wir aber darüber nach, wie sie berechenbar, kalkulierbar sind, d. h. dass wir den Nutzen haben können und den Schaden dabei möglichst gering halten. Dabei geht es weniger darum, etwas zu verändern, als vielmehr darum, das Risiko berechenbar zu machen. Doch eine gewisse Unwägbarkeit, auch eine gewisse Offenheit, wird immer bestehen bleiben, und das ist auch durchaus wünschenswert, um sich nicht in bequemer Sicherheit zu wähnen, sondern stets wachsam und geistesgegenwärtig in der Welt dazustehen.

Ein fast übertriebenes Sicherheitsbedürfnis bestimmt die Erziehung und Begleitung unserer Kinder. Das fängt bereits in der Schwangerschaft an, dass das Neue, was mit dem Kind auf die Eltern zukommt, möglichst schon bis in alle Details bekannt sein sollte, bis dahin, ob es ein Bub oder ein Mädchen wird. Dabei geht es weniger um die Persönlichkeit, die sich in dem Kind äußern will, als um den Wunsch der Eltern selbst.

Hoffnung

Neben all den Unsicherheiten und verzweifelten Versuchen, sich durch mehr oder weniger fragwürdige Methoden vor Gefahren zu schützen, gibt es aber auch viele Stimmen im öffentlichen und privaten Leben, die auf diese Tatsachen aufmerksam machen und zu einer wirklichen Änderung im Sozialen wie im individuellen Verhalten der Menschen aufrufen.

Der bis zum Jahre 2006 amtierende UN-Generalsekretär und Nobelpreisträger Kofi Annan erinnerte an die Grundwerte des menschlichen Lebens, indem er sagte: «*Im Mittelpunkt aller Politik muss die Würde und Unkränkbarkeit des einzelnen Menschen, unabhängig von Rasse und Religionen, stehen.*»

Auch der verstorbene letzte Papst Johannes Paul II. forderte in einer Weihnachtsansprache den Schutz der vom Krieg bedrohten Kinder in der Welt und rief den Menschen auf dem Petersplatz in Rom zu: «*Retten wir die Kinder, damit wir die Hoffnung der Menschheit retten.*»

Recht auf Kindheit

Am 25. November 1999 fand in Basel die Gründung der «Alliance for Childhood in der Schweiz» statt. Sie steht in Zusammenarbeit mit der Kinderlobby Schweiz und anderen Organisationen, die sich für die Bedürfnisse der Kinder in der Schweiz und darüber hinaus einsetzen. Dabei ist es ihr ein Anliegen, auf die Rechte und Anliegen für die Kinder aufmerksam zu machen, in Anlehnung an die bereits am 20.

November 1989 von der UNO verabschiedete Konvention über die Rechte des Kindes. In der Alliance for Childhood haben sich individuelle und organisierte Partner zusammengeschlossen, um «weltweit das Recht auf Kindheit» durchzusetzen.

Ihre Ziele sind:
- Dem Recht auf Kindheit als einem Menschenrecht zum Durchbruch zu verhelfen.
- Eine Pädagogik zu fördern, die sich am Kinde orientiert, in der die Pflege des Rhythmus und die Förderung von Spiel und vielfältigen Eigentätigkeiten den Kinderalltag bestimmen.
- Den Einfluss von Technik, Computern und elektronischen Medien auf Entwicklung und Verhalten von Kindern zu erforschen und diese Forschungsergebnisse zur praktischen Anwendung zu bringen.
- Auf die Gefahren einer zunehmenden «Vermarktung» von Kindern und Kindheit aufmerksam zu machen und sich für einen am Bedarf orientierten Konsum einzusetzen.
- Den für das Kind notwendigen Lebens- und Bewegungsraum zu verteidigen.
- Die Zusammenarbeit von kindgemäßer Pflege, Erziehung und Pädagogik zu fördern und die gewonnenen Erkenntnisse in der Praxis umzusetzen.
- Sich für die wissenschaftliche Erarbeitung eines entwicklungsorientierten, ganzheitlichen Menschenbilds einzusetzen.

Damit sind die Lösungsansätze gegeben, um der erdrückenden Gefahr, der die Kindheit, aber auch die gesamte Menschheit ausgesetzt ist, mutig entgegenzutreten. Ohne große Anstrengungen von Seiten der Eltern, Erzieher, Ärzte usw. wird das nicht möglich sein, denn alle sind mit in der Verantwortung, eine bessere Zukunft für unsere Kinder zu schaffen. Das fängt zunächst einmal bei den eigenen Wertvorstellungen und Lebensverhältnissen an.

XII. Die Familie

Eine alte Diskussion flammt immer wieder auf. Gibt es die alte, heile Familie heute noch, oder nicht?

Hat es sie überhaupt jemals gegeben? Waren die Menschen früher gesünder und seelisch stabiler, weil sie in einer Familie aufgewachsen sind, wo die Mutter sich hauptsächlich um den Haushalt und die Kinder gekümmert hat und der Vater seiner Arbeit nachging und erst spät abends müde davon wieder heimkehrte?

Diese Frage zu beantworten ist nicht ganz so einfach, dennoch soll versucht werden, die heutige Familienstruktur zu beleuchten, um etwas mehr Hintergrundwissen dazu zu erhalten.

Kinderbetreuung

«Können Kinder nur in Familien gedeihen?» war letzthin in einer großen Schweizer Tageszeitung zu lesen. In diesem Artikel wurde über familienergänzende Kinderbetreuung geschrieben, die in der Schweiz noch ganz am Anfang ist, in anderen europäischen Ländern aber bald schon wieder verlassen wird.

Also ein sehr kontrovers diskutiertes Thema, was man sich damit erklären kann, dass die Frau heute, im Gegensatz zu früher, häufig einen erlernten Beruf hat und nicht mehr bereit ist, diesen aufzugeben und sich ganz der Familie zu widmen. Das mag einmal mit dem Selbstverständnis der modernen Frau zusammenhängen, die ihren Beruf liebt, kompetent darin ist und ihn auch gerne ausübt, zum anderen aber auch damit, dass es heute gar nicht so einfach ist, nach nur wenigen Jahren der Kinderpause wieder in den Beruf einzusteigen und den heutigen Anforderungen zu genügen. Meistens wollen die Frauen heute auch nicht mehr auf Karriere verzichten, wenn sie einen guten Beruf erlernt haben, nur können sie dann schwer beidem gerecht werden, den Kindern und der Familie.

In skandinavischen Ländern vor allem ist es bereits üblich und eine Selbstverständlichkeit, dass auch der Vater einen Kinderurlaub machen kann, ohne dadurch seine Stelle zu verlieren. Zudem ist die sogenannte Kinderpause viel länger als in den übrigen europäischen Ländern, sie kann sogar bis auf ein Jahr ausgedehnt werden.

Aber auch die Bedürfnisse der Familie, insbesondere der Kinder, haben sich verändert. Waren die Kinder früher zufrieden und glücklich im geborgenen Familienrahmen aufgewachsen, so gibt es heute fast kein Kind mehr, das nicht irgendeiner Freizeitaktivität nachgeht, sich sportlich betätigt, einem Verein beigetreten ist oder Musikstunden hat und vielen anderen verschiedenen Dingen nachgeht.

Daneben hat es noch die Schule, die heute ebenfalls hohe Anforderungen stellt, welche erfüllt werden sollten. Das gemeinsame Mittagessen oder Abendessen findet aus terminlichen Gründen vielleicht gar nicht mehr jeden Tag in der Woche statt, sodass die Kinder sich selber außerhalb versorgen, nicht immer zu ihrem Vorteil, wenn man daran denkt, dass die Fastfoodketten in den letzten Jahren nur so aus dem Boden geschossen sind.

Zerfall alter Familienstrukturen

Häufig wird der Zerfall alter Familienstrukturen in diesem Zusammenhang beklagt, was natürlich mit der heutigen Lebensweise des erwachsenen Menschen und der Kinder zu tun hat. Die Zeit ist viel schnelllebiger, zu viele andere Angebote hat es außerhalb der Familie und zu wenig Zeit ist füreinander da. Die Großeltern stehen auch nicht immer selbstverständlich zur Verfügung, wenn man sie braucht, weil sie, im Gegensatz zu früher, gesundheitlich viel stabiler sind bis ins hohe Alter und ihren eigenen Interessen noch nachgehen wollen. Sind sie aber so alt oder auch krank, dass sie selber der familiären Hilfe bedürfen, bleibt für sie nur noch das Alters- oder Pflegeheim übrig, weil auch sie nicht in die Familie mit aufgenommen werden können. Die frühere Großfamilie, wie man sie noch häufig auf dem Lande antraf, gibt es heute nicht mehr. Es kommen auch immer weniger Kinder zur Welt, und durch die Geburtenkontrolle gibt es immer mehr Einzelkinder. Ebenso hat die Anzahl allein erziehender Mütter zugenommen, die mit ihrem Kind keiner Familienstruktur angeschlossen sind. Durch die hohe Scheidungsrate bei Ehepaaren mit Kindern im erziehungspflichtigen Alter kommt es auch mehr und mehr zum Zusammenschluss von «Familienresten» zu einer sogenannten Patchwork-Familie, wo jeder Partner seine Kinder mitbringt. Gegebenenfalls kommen sogar noch gemeinsame Kinder dazu.

Das übliche Bild, welches man hierzulande von einer Familie, ihrer Tradition und ihrer strukturellen Zusammensetzung hat, ist aber gar nicht so etwas Festgelegtes. In anderen Kulturen kennt man ganz andere Strukturen, die teilweise eine lange Tradition haben. In den westlichen Industrieländern, wo das Kleinkind seine ersten Lebensjahre fast ausschließlich bei der Mutter verbringt, nennt man diese Form des Zusammenlebens eine «isolierte Gemeinschaft». Noch vor wenigen Jahren war ein deutlicher Unterschied zwischen dem sogenannten kapitalistischen Westen und dem kommunistischen Osten festzustellen, den man auch heute noch ansatzweise bemerken kann, obwohl sich die politischen Strukturen teilweise wesentlich verändert haben. In der damaligen DDR lag die Versorgungsquote von Kindern in der Kinderkrippe bei 61,2 Prozent im Gegensatz zur BRD mit einer Versorgerquote von nur 1,6 Prozent. Das hing natürlich eindeutig mit den unterschiedlichen politischen Systemen beider Länder zusammen. Vor allem in den früheren kommunistischen Staaten hat man schnell erkannt, dass eine Fremdbetreuung der Kinder wesentlich zum Bruttosozialprodukt beitrug. Offiziell wurde jedoch so argumentiert: «Jedem Kind eine glückliche Kindheit zu sichern, ist eine der wichtigsten und vornehmsten Aufgaben für den Aufbau der kommunistischen Gesellschaft.»

Der Staat wurde also über die familiäre Gemeinschaft gesetzt und musste damit auch Aufgaben in der Kindererziehung übernehmen, die sonst der Familie bzw. der Mutter allein oblagen. Es ist klar, dass damit keine individuelle Erziehung, vor allen Dingen des Kleinkindes, mehr möglich war, sondern alles nach einem möglichst einheitlichen Prinzip gehandhabt wurde. Noch heute gibt es viele Beispiele dafür, dass gerade die Kleinkinderziehung unter diesem Prämissen leidet. Aber noch eine ganz andere Voraussetzung ist ausschlaggebend für die Erziehung des Kleinkindes in der Familie, nämlich der wirtschaftliche Wohlstand in einem Land oder auch einer Familie. In vielen, auch europäischen Ländern muss die Mutter mitverdienen, um sich den Lebensstandard zu leisten, der gute Wohnverhältnisse und einigermaßen sorgenfreies Auskommen für die Familie und die Erziehung des Kindes gewährleistet. In Belgrad, der heutigen Hauptstadt von Serbien, konnte trotz vielfältiger Bemühungen kein Waldorfschulkindergarten gegründet werden. Die Ursache dafür liegt darin, dass zwar das Bedürfnis, der Wille und die Bereitschaft dazu vorhanden waren, aber die finanziellen Mittel in den Familien dafür fehlten. Nicht selten ist das auch in der Schweiz der Fall, in der zwar die öffentlichen Kindergärten und Schulen vom Staat finanziert werden, aber keine öffentlichen Mittel für sogenannte Private Initiativen im Erziehungssektor bereitgestellt werden. Wollen Eltern für ihre Kinder eine besondere Erziehung in Anspruch nehmen, die vom Staat nicht angeboten wird, so müssen sie selber dafür aufkommen.

Familie und Kindererziehung

Gehen wir aber noch weiter zurück auf Familienstrukturen, wie sie z. B. im alten Russland vorhanden waren, dann war dort die Kindererziehung, trotz ärmlicher Verhältnisse, nicht die Aufgabe des Staates, sondern der Familie oder besser der Großfamilie. Vor allen in den ländlichen Gegenden sorgte die

Großmutter für die Erziehung des kleinen Kindes, während die Eltern ihrer täglichen Beschäftigung nachgingen, die natürlich auch zu Hause ausgeführt werden konnte, z. B. in der Landwirtschaft oder einem Handwerksbetrieb.

Ganz im Gegensatz dazu in einem afrikanischen Land wie Mosambik, wo eine Mutter sich darum bemühen muss, wenn sie ihr Kind wenigstens einmal für ein paar Stunden alleine haben will. Kinder erziehen ist dort keine Privatsache, das Kind wird ganz selbstverständlich als ein Glied der sozialen Gemeinschaft gesehen, in die es sich so schnell wie möglich (am besten nach dem Abstillen) einleben muss. Dabei sind die Wohnverhältnisse natürlich auch mehr auf ein Gemeinschaftsleben mehrerer Familien ausgerichtet. In einem anderen afrikanischen Stamm wird in ganz anderen Familienzusammenhängen gelebt. Es werden zwar Ehen geschlossen zwischen Mutter und Vater eines Kindes, doch die Mutter bleibt alleine mit ihren Kindern in ihrer herkömmlichen Familie wohnen. Der leibliche Vater der Kinder darf nur mit seiner Frau zusammen sein, um Kinder zu zeugen, nicht jedoch um sich an der Erziehung zu beteiligen. Diese wird von dem Bruder der Mutter, der mit ihr in ihrer Großfamilie wohnt, mit übernommen. Er hat jedoch auch eine Frau und Kinder, die aber wiederum in der Familie der Frau leben.

Der Begriff Familie kann also unterschiedlich aufgefasst werden, sicherlich gibt es noch weitere Beispiele für besondere Formen des Zusammenlebens mit Kindern in einer sozialen Gemeinschaft. Wird jedoch die Kindererziehung und Betreuung bewusst aus dem individuellen Familienzusammenhang herausgenommen und eine Fremdbetreuung oder sogar Heimplatzierung eines gesunden Kindes vorgenommen, muss man mit der Gefahr rechnen, dass das Kind unter solchen Umständen leidet, ja sogar einen seelischen und körperlichen Schaden davontragen kann.

Obwohl es gar nicht nötig ist, konnte das mit psychologischen Studien bewiesen werden.

Aber auch das Gegenteil wird versucht zu beweisen, dass Kinder nämlich eine bessere kognitive und sprachliche Fähigkeit erlangen sowie eine bessere soziale Kompetenz, wenn sie frühzeitig außer Haus betreut werden, z. B. in einer Kindertagesstätte. Dies fördert ein frühzeitiges Selbständigwerden des Kindes, auch den Umgang mit Gleichaltrigen, und nicht zuletzt schafft es zufriedene Mütter und Väter, die ihre berufliche Laufbahn nicht wegen eines Kindes unterbrechen müssen.

«Kindertagesstätten integrieren nicht nur Kinder besser in die Gesellschaft, sie haben auch eine nicht zu unterschätzende präventive familienstärkende Wirkung», wird von einer Zürcher Stadträtin formuliert.

Im Gegensatz zu früher wird dies in der Schweiz zunehmend öffentlich propagiert und werden auch die politischen und wirtschaftlichen Möglichkeiten dafür geschaffen.

Seit dem 1. Februar 2003 ist ein neues Bundesgesetz über Finanzhilfen für familienergänzende Kinderbetreuung in Kraft. Bis heute sind fast 200 Millionen Franken zur Eröffnung und Erweiterung von Kindertagesstätten, schulergänzenden Angeboten wie Mittagstische sowie Strukturen der Koordination von Tagesschulen ausgegeben worden.

Die ursprüngliche Idee von Kinderkrippen war aber eigentlich eine ganz andere, sie geht auf das Jahr 1849 zurück, wo es heißt: «Medizinische Krippen sollten die gesundheitlich gefährdeten Kinder von Arbeiterinnen schützen vor den oftmals verheerenden sozialen und vor allen hygienischen Verhältnissen.»

Heute wiederum besteht ein starkes Bestreben zur Integration für Kinder mit Behinderung oder Kinder, die von einer solchen bedroht sind. Sie sollen wieder mehr in die Familie integriert werden, selbstverständlich mit entsprechender fachlicher und heilpädagogischer Unterstützung von außen. Auch dafür werden Mittel von staatlicher Seite bereitgestellt.

Natürlich dürfen Kindertagesstätten und vor allem Kinderheime heute nicht mehr in der Weise angeschaut und beurteilt werden, wie das vor Jahrzehnten noch der Fall war. Relikte davon kann man aber auch heute noch in den ehemaligen Ostblockländern finden. In der Ukraine z. B. gibt es noch viele Tageskrippen, die in heruntergekommenen, renovierungsbedürftigen Gebäuden untergebracht sind. Dort herrschen noch alte Erziehungsmethoden mit Erzieherinnen hinter einem Katheder, Kindern, die brav hinter ihren Pulten sitzen, ihren Mittagsschlaf machen müssen in großen Schlafsälen, wo ein Bettchen an das andere gereiht ist. Zeit und Platz für eine individuelle Begegnung zwischen Erzieher und Kindern bleibt da kaum. In Kinderheimen, insbesondere für behinderte, entwicklungsgestörte Kinder sind diese Verhältnisse noch unpersönlicher.

Zuwendung und Liebe

Die ungarische Kinderärztin Emmi Pikler (1902–1984) hat sich solcher Verhältnisse angenommen, indem sie 1946 ein Kinderheim Loczy Ungarn gründete, welches sie «Methodologisches Institut für Säuglings- und Kleinkinderpflege und

Erziehung» nannte. Damit wollte sie beweisen, dass es nicht die äußeren Umstände sind, die zur Entstehung des sogenannten Hospitalismus bei Heimkindern führen, sondern einzig und allein die fehlende liebevolle Zuwendung zum Kind durch Betreuungspersonen, die sich Zeit nehmen, auf es individuell einzugehen.

In den Grundprinzipien von Loczy hat Emmi Pikler festgehalten:

«Wir können von unseren Pflegerinnen nicht verlangen, dass sie ein Kind lieben sollen, aber ihre Beziehung zu Kindern vertieft sich von selbst, wenn sie durch entsprechende Aufgaben Lust bekommen, das Kind wirklich zu beobachten.»

Bekannt geworden ist auch die sogenannte Harvard-Studie, die 1997 veröffentlicht wurde. Darin wurden 126 Studenten der Harvard Universität nach ihren Gefühlen gegenüber ihren Eltern während ihrer Kindheit gefragt. 91 Prozent derjenigen, die ihr Verhältnis zu ihrer Mutter als eher «gespannt und kalt» bezeichnet hatten, litten später an schweren Krankheiten (koronare Herzkrankheiten, Bluthochdruck, Zwölffingerdarmgeschwüre, Alkoholismus u. a.). Dagegen litten nur 45 Prozent an denselben Krankheiten, die ihr Verhältnis zur Mutter als «eher tolerant, freundlich, sogar warmherzig» bezeichneten. Eindrücklicher kann nicht geschildert werden, welch ungeheuere Bedeutung die liebevolle, warmherzige Zuwendung zum Kind hat, ob dies nun in einer Tagesstätte, einem Heim oder in der Familie stattfindet.

Der deutsche Arzt, Schriftsteller und Lebensfreund russischer Abstammung, Wladimir Lindenberg, erlebte eine glückliche Kindheit im alten Russland vor der Revolution

1918, der er wohl die Kraft zu verdanken hat, dass er alle späteren Schicksalsschläge verkraften konnte. Er kam dabei zu folgender Einsicht:

«Es gibt Eltern, die tun alles oder manchmal wenigstens vieles für die Kinder, und doch ist es zu wenig und die Kinder werden gewalttätig und autoritär und verlassen später ihre Familien. Es gibt wunderbar heile Familien, wenn die Eltern einen festen Fuß im Kosmos haben. Sie leben aus ihrem Herzen heraus und sind behutsam mit den Kindern. Es gibt ehrgeizige und ungeduldige Eltern, die ihre Kinder kritisieren, sodass sie Minderwertigkeitskomplexe haben und sich nicht verstanden fühlen.»

Familie heute

Was bedeutet nun die Familie heute für uns?

Kann sie unseren Kindern noch den nötigen Schutz bieten, so aufzuwachsen, dass sie sich geliebt und akzeptiert fühlen, um im späteren Leben die nötige Sicherheit zu entwickeln, allen Gefahren und Anfeindungen durch das Leben standzuhalten?

Vielfach zerbrechen die heutigen Familienstrukturen, noch bevor die Kinder aus dem erziehungsfähigen Alter heraus sind. Jede dritte Ehe wird heute in der Schweiz geschieden. Dies muss noch nicht die Katastrophe für das Kind bedeuten. Vielfach ist das Leben vor der Scheidung ihrer Eltern mehr die Hölle als nachher. Entscheidend ist, ob es gelingt, dem Kind weiterhin eine liebevolle Geborgenheit zu vermitteln, seine eigenen Bedürfnisse zu erkennen und ihm die Entwicklungsmöglichkeit zu geben, die es braucht. Remo Largo hat das in seinem Buch mit dem provokanten Titel «Glückliche Scheidungskinder» sehr zutreffend geschildert.

Zu vermeiden gilt es in solchen Scheidungssituationen vor allen Dingen, dass das Kind aus der vertrauten Umgebung wegziehen muss, wo es seine Freunde und Kameraden hat. Aber auch die Abwesenheit eines Elternteils, das sich nicht sehr um sein Kind kümmert oder kümmern darf, führt zu einer Entfremdung des Kindes, die man heute mit dem Begriff «Parental Alientation Syndrom» (PAS), das heißt Eltern-Entfremdungs-Syndrom, bezeichnet.

Wie können nun Familienstrukturen aussehen, in denen statt des alten, aber noch tragenden Zusammengehörigkeitsgefühls eine Umgebung geschaffen wird, in der das Kind geliebt wird und sich wohlfühlt und Kräfte entwickeln kann, die es sozial stark und körperlich gesund macht?

Ich denke, dass dies nur möglich ist, wenn ein tragfähiges, soziales Netz gebildet wird, das eine Verbindlichkeit dem Kind gegenüber hat, auf das es sich verlassen und gegebenenfalls zurückgreifen kann, wenn Schwierigkeiten auftreten. Ob man es Familie, Wohngemeinschaft oder sonst wie nennt, ist letztendlich gleich. Die Hauptsache ist, dass es eine Struktur gibt, in der nicht ständig die Organisation und/oder die Bezugsperson gewechselt wird. Denn nur in seelischer Wärme und elterlicher Liebe kann ein Kind seelisch und körperlich gedeihen. Dabei müssen die Bezugspersonen keine vollkommenen Menschen sein, aber wahrhaftig vor dem Kinde stehen und keine vorgetäuschte Harmonie ausstrahlen. Das macht sie zu Vorbildern, an denen sich das Kind vor allen in den ersten sieben Lebensjahren orientiert.

«Was in der physischen Umgebung vorgeht, das ahmt das Kind nach, und im Nachahmen gießen sich seine Organe in die Formen, die ihnen dann bleiben. Man muss die physische Umgebung nur in dem denkbar weitesten Sinn leben. Zu ihr gehört nicht etwa nur, was materiell um das Kind herum vorgeht, sondern alles, was sich in des Kindes Umgebung abspielt, was von seinen Sinnen wahrgenommen werden kann, was vom physischen Raum aus auf seine Geisteskräfte wirken kann. Dazu gehören auch alle moralischen oder unmoralischen, alle gescheiten und törichten Handlungen, die es sehen kann.»

So schildert Rudolf Steiner in seiner Schrift «Die Erziehung des Kindes vom Gesichtspunkte der Geisteswissenschaft», welchen Eindruck die materielle und auch seelische Umgebung auf das Kind machen kann. Wenn man diese Gedanken ernst nimmt und versucht, damit umzugehen, sie in den Erziehungsalltag einfließen lässt, dann wird man das Richtige tun für die Kinder und jedes in seiner speziellen Situation erfassen und ihm das Beste geben, was einem zur Verfügung steht.

In diesem Sinne kann ein Kinderheim wie Loczy genauso heilsam auf ein Kind wirken wie die Familie, kann eine allein erziehende Mutter ebenso eine liebevolle und geborgene Umgebung für ihr Kind schaffen, kann eine zusammengewürfelte Familie interessant, bereichernd und fördernd für die Entwicklung des Kindes sein und kann schließlich auch eine Tageskrippe für Kind und Eltern das Richtige sein.

Muss deswegen eine Familie im klassischen Sinne überholt und nicht mehr tragfähig sein? Die Antwort lautet nein.

Die Familie ist tot, es lebe die Familie!

Literaturangaben

(Entwicklung des Kindes)

1. Rudolf Steiner: Erziehung des Kindes vom Gesichtspunkt der Geisteswissenschaft, Einzelausgabe, Dornach 1978
2. Rudolf Steiner: Heilpädagogischer Kurs, GA 317, 8. Auflage, Dornach 1995
3. Rudolf Steiner: Konferenzen mit den Lehrern, GA 303, Bd. II, Dornach 1975
4. Rudolf Steiner: Weltenwesen und Ichheit, GA 169, Die 12 Sinne des Menschen, Berlin, 20. Juni 1916, Dornach 1963
5. Goebel / Glöckler: Kindersprechstunde, Verlag Urachhaus, Stuttgart 1998
6. Terlow / Mensink / de Rijke: Kinder mit Rätseln, Freies Geistesleben, Stuttgart 2002
7. Martin Niemeijer: Bildgestaltende Diagnostik der kindlichen Konstitution, Louis Bolk Institut, Driebergen/NL 2004
8. Michaela Glöckler: Kindsein heute, Verlag J. M. Meyer, Stuttgart 2003
9. Remo Largo: Babyjahre, Piper Verlag, München 2000
10. Remo Largo: Kinderjahre, Piper Verlag, München 1999
11. Remo Largo: Glückliche Scheidungskinder, Piper Verlag, München 2003
12. Erdmut Schädel: Schwangerschaft, Geburt und frühe Kindheit, Aufgang – Jahrbuch für Dichten, Denken, Musik, Band 3, Verlag Kohlhammer, Stuttgart 2006
13. Erdmut Schädel: Pubertät, Ita Wegman Fonds Heft, Jahresbericht 2002
14. Peter Selg: Willfried Immanuel Kunert, Verlag am Goetheanum, Dornach 2006
15. Peter Selg: Der therapeutische Blick, Verlag am Goetheanum, Dornach 2005

16. Emmi Pikler: Lasst mir Zeit, Pflaum Verlag, München 1988
17. Emmi Pikler: Friedliche Babies – Zufriedene Mütter, Herderbücherei, Freiburg i. Br. 1991
18. Opp / Fingerle / Freytag: Was Kinder stärkt, Ernst Reinhardt Verlag, München 1999
19. Bart Maris / Michael Zech (Hg.): Sexualkunde an Waldorfschulen, edition waldorf, 2006
20. Manfred Spitzer: Lernen – Gehirnforschung und die Schule des Lebens. Elsevier, Spektrum, Akademischer Verlag, München-Heidelberg 2007
21. Märchen der Brüder Grimm
22. B. C. J. Lievegoed: Entwicklungsphasen des Kindes, Mellinger Verlag, 4. Auflage, Stuttgart 1986
23. Aaron Antonovsky: Unraveling the mystery of health, Forum für Verhaltenstherapie und psychosoziale Praxis, Bd. 36, Tübingen 1997
24. Victor E. Frankl: Zeiten der Entscheidung, Verlag Herder, Freiburg i. Br. 1996
25. Inger Brochmann: Die Geheimnisse der Kinderzeichnungen, Freies Geistesleben, Stuttgart 1997
26. D. Bauer / M. Hoffmeister / H. Görg: Gespräche mit Ungeborenen, Verlag Urachhaus, Stuttgart 1996
27. Wladimir Lindenberg: Das Leben betrachten, Verlag Urachhaus, Stuttgart 2001
28. Unicef: Zur Situation der Kinder in der Welt 2005, Fischer Taschenbuch, Frankfurt 2005
29. Jesper Juul: Das kompetente Kind, Reinbek: Rowohlt, 4. Auflage, 2001